临床骨与关节疾病诊治与康复

柴瑞宝 ◎著

吉林科学技术出版社

图书在版编目（CIP）数据

临床骨与关节疾病诊治与康复/ 柴瑞宝主编. -- 长春 :吉林科学技术出版社, 2019.8
ISBN 978-7-5578-5957-2

Ⅰ. ①临… Ⅱ. ①柴… Ⅲ. ①骨疾病–诊疗②关节疾病–诊疗③骨疾病–康复④关节疾病–康复 Ⅳ.①R68

中国版本图书馆CIP数据核字(2019)第159936号

临床骨与关节疾病诊治与康复
LINCHUANG GU YU GAUNJIE JIBING ZHENZHI YU KANGFU

出 版 人	李 梁	
责任编辑	李 征 李红梅	
书籍装帧	山东道克图文快印有限公司	
封面设计	山东道克图文快印有限公司	
开 本	787mm×1092mm 1/16	
字 数	187千字	
印 张	8.25	
印 数	3000册	
版 次	2019年8月第1版	
印 次	2020年6月第2次印刷	

出 版	吉林科学技术出版社
发 行	吉林科学技术出版社
地 址	长春市福祉大路5788号出版集团A座
邮 编	130000
发行部电话/传真	0431-81629529 81629530 81629531
	81629532 81629533 81629534
储运部电话	0431-86059116
编辑部电话	0431-81629508
网 址	http://www.jlstp.net
印 刷	北京市兴怀印刷厂

书 号	ISBN 978-7-5578-5957-2
定 价	98.00元

前　　言

　　作为一名合格的骨外科医师,必须具备渊博的医学知识、丰富的临床经验、科学的思维方法、高尚的职业道德和严谨的工作态度。科学的临床思维是利用基础医学和临床医学知识、结合自身临床经验对患者的临床资料进行综合分析、逻辑推理,从而作出诊断和提出处理方案的过程。在临床工作中,患者的临床症状和体征往往表现得不像教科书中描写的那样典型,这就特别要求年轻医师在临床实践中不断提高科学的临床思维能力。

　　全书共分五章,主要阐述常见骨科疾病的诊断与治疗原则等,本书以科学性、先进性和临床实用性为原则,涉及病种以常见病、多发病为重点,兼顾疑难病、复杂病,突出手法治疗;简单介绍了可行手法治疗的骨折、骨与关节脱位、软组织损伤及其他相关疾病等。

　　本书作者为长期从事骨外科临床实践和教学工作的专家,熟悉了解医学生或年轻骨科医师应掌握的基本知识和基本技能,因此在编写过程中,将科学的临床思维、医学基础知识及丰富的临床经验融汇在一起,深入浅出、易懂易读,涵盖面广,力求实用。希望本书能对广大骨外科医师的临床诊疗工作起到一定的帮助作用。

目　　　录

第一章　手外伤与手部慢性损伤

第一节　手的功能解剖

手功能的发展,既是产生人类文明的关键,也是人类进化过程的产物,互为因果。人类双手具有复杂、精细、灵巧的功能,能够灵活而准确地完成捏、握、抓、夹、提、拧等动作,手有精细的感觉。手特有的功能与其解剖结构密切相关。当手部遭受外伤后,正确的诊断和正确的处理以最大限度地恢复手的功能是医生的全部目标,为此必须熟悉手的功能解剖。

一、皮肤

手部皮肤有如下特点。

(一)掌侧

1.皮肤厚而坚韧

手掌和指掌侧皮肤有较厚的角化层,较坚韧,能阻止异物及微生物侵入,且能耐受机械摩擦。皮下有较厚的脂肪垫,有许多垂直的纤维小梁,将皮肤与掌腱膜、腱鞘及指骨骨膜相连,使掌侧皮肤不易滑动,有利于捏握物体。但皮肤缺损很难直接缝合,常需采用植皮或皮瓣移植。

2.有丰富的汗腺,无毛及皮脂腺

因此,手掌侧皮肤不油滑,不会出现皮脂腺囊肿。

3.皮肤的乳头层内,有十分丰富的感觉神经末梢

这些神经末梢,根据其结构可分为游离神经末梢,触觉小体、环层小体、拉芬尼终末、Merkel小体、球状小体等,它们分别与痛觉、触觉、压觉及温觉有关。由于手指富含感觉神经末梢,因此感觉十分灵敏,以拇、示、中指指腹最为敏锐,两点区别试验可达3~5mm距离。手有良好的实体感觉,用手触摸可以识别物体的大小、形状、软硬及光滑与否,因此手被称为人类的第2对眼睛。这一部位皮肤缺损常不能直接缝合,需植皮或转移皮瓣,但难以完全恢复其固有功能。

4.有许多恒定的皮纹

手掌和手指掌面有许多细皮纹和粗皮纹,其中粗皮纹较恒定,皮纹的产生与关节活动有关,故称为皮肤关节。

手掌有三道皮纹。鱼际纹或称近侧掌纹,起于手掌桡侧第2掌指关节平面,终止于腕横韧带中点。鱼际纹利于拇指的对指活动。远侧掌横纹起始于示、中指间指蹼,沿第3~5掌骨颈平面,向尺侧斜行,终止于手掌的尺侧,利于尺侧三指的屈曲活动。掌中横纹与鱼际纹同起于第2掌指关节平面,向手掌尺侧斜行,利于示指中指的屈曲活动。石膏固定手和前臂时,以远侧掌横纹和掌中横纹为标志,超过此二横纹界限,将影响掌指关节的活动功能。掌部手术切口应沿皮纹走行方向进行,不应与皮纹垂直,以防发生瘢痕挛缩。手指切口应行掌侧Z形切口或波状切口,或沿手指的侧方正中线切口,禁忌在手掌或手指掌侧做纵向切口。

手指有三道掌侧横纹。指横纹从手指一侧的中线连到另侧的中线。指横纹与关节并不完全在同一平面。远侧指横纹在远侧指间关节近侧,中间指横纹正对着近侧指间关节,而近侧指横纹不与掌指关节平面相对,而在近节指骨的中部指蹼平面。指横纹处皮下无脂肪,直接与屈指肌腱鞘接触,该部刺伤后,感染易侵入腱鞘并蔓延。指腹部的细皮纹称指纹,生来具有,有明显个体差异且较稳定。

(二)手背

皮肤较薄,皮下脂肪少,仅有一层疏松的蜂窝组织,有较大的弹性、伸缩性和移动性。

伸指时,手背皮肤松弛,可捏住提起,但握拳时皮肤紧张,握拳时较伸直时皮肤面积约增加25%。由于皮下组织疏松,因此手背皮肤较易发生撕脱伤。手背皮肤缺损时,不应勉强缝合,应像手掌一样采用植皮或皮瓣覆盖,以免影响手指屈曲。估计植皮面积时要充分考虑握拳时的张力。

手指和手掌的静脉及淋巴管大部分经手背回流,且手背皮肤松弛弹性大,故手掌有炎症时手背水肿往往较手掌明显。

二、筋膜

手部筋膜可分为浅筋膜和深筋膜。

(一)浅筋膜

手掌浅筋膜中有较厚的脂肪组织,脂肪垫对深部血管、神经和肌腱有保护作用,并可增加手的抓握能力,手背浅筋膜薄而疏松,脂肪组织少,有较大的移动性,有利于手的抓握功能,但手背外伤时,易发生皮肤撕脱。

(二)深筋膜及筋膜间隙

手掌侧与背侧深筋膜在手的尺桡侧互相连续。掌侧深筋膜有三个组成部分,两侧鱼际筋膜和小鱼际筋膜较薄弱,中部深筋膜厚而坚韧,称掌腱膜,掌腱膜与皮肤之间有许多垂直的纤维束相连,使手掌皮肤不易移动,有利于抓握功能。掌腱膜呈三角形,顶端在近侧,浅层与掌长肌腱连接,深层与屈肌支持带相融合。掌腱膜向远侧分为4个纵行纤维束,称腱前束,呈放射状,与屈肌腱方向一致,分别止于屈肌腱鞘及近节指骨底,掌腱膜在内外侧缘分别发出内外侧肌间隔,止于第1及第5掌骨,分别分隔鱼际肌群和鱼际间隙、小鱼际肌群和掌中间隙。掌腱膜还发出掌中隔,止于第3掌骨,将掌间隙分为鱼际隙和掌中间隙,此两间隙是潜在性疏松结缔组织间隙,是临床上手部感染容易蔓延的途径。临床上还可见一种掌腱膜挛缩症(Dupuytren挛缩),可致手指屈曲,影响手功能。

三、肌腱与肌肉

运动手部的肌肉,可分为手外在肌和手内在肌。

(一)手外在肌

1.前群肌

共6块,可分为浅深两层。浅层为桡侧腕屈肌、掌长肌、指浅屈肌和尺侧腕屈肌,深层为拇长屈肌和指深屈肌。

（1）桡侧腕屈肌：起于肱骨内上髁屈肌总腱及深筋膜，肌腱穿过屈肌支持带深面，沿大多角骨沟走到手掌，止于第2、3掌骨底的掌侧面。该肌主要作用是屈曲腕关节，与桡侧腕伸肌协同时可使腕关节外展。

（2）掌长肌：起于肱骨内上髁屈肌总腱及深筋膜，以扁长肌腱止于屈肌支持带，并有纤维与掌腱膜延续。主要作用为协助屈腕。约4%的人掌长肌缺如。肌腱细长浅在，常作为肌腱移植材料，切取后对手的功能无影响。

（3）尺侧腕屈肌：起端为两个头，肱头起自肱骨内上髁屈肌总腱及深筋膜，尺头起自尺骨鹰嘴内侧缘和尺骨背面上1/3段。两头之间有尺神经经过，肌腱经屈肌支持带深面止于豌豆骨。主要作用是屈曲腕关节，与尺侧伸腕肌协同可使腕关节内收。

（4）指浅屈肌：起端面宽，有两个头，肱尺头起于肱骨内上髁和尺骨冠突，桡头起于桡骨上1/2段的掌侧面，两头互相融合成腱弓，腱弓深面有正中神经和尺动静脉通过。肌腱在前臂中下1/3段交界处移行为4根扁腱并排列为浅深两层，浅层肌腱分别至中指和环指，深层肌腱分别至示指和小指。4根肌腱经过腕管和手掌，分别止于示、中、环、小指中节指骨底掌面两侧。其主要作用是屈曲近侧指间关节。

（5）指深屈肌：位于指浅屈肌深面，起于尺骨上3/4前内侧面及骨间膜。此肌肌腹较大，可分两部分，外侧部较小，主要起自骨间膜，基本上形成一独立的肌腱至示指，因此，示指活动有较大的独立性。内侧部较大，行至腕部肌腱分成3股，分别至中指、环指和小指。在手指部指深屈肌腱穿过指浅屈肌腱的两脚之间，止于远节指骨底掌面。指深屈肌的主要作用是屈曲远侧指间关节。

（6）拇长屈肌：起于桡骨前面中部及骨间膜，经腕管外侧深层，止于拇指远节指骨底掌面。主要作用是屈曲拇指指间关节。拇长屈肌无蚓状肌起始，故在手掌部断裂时回缩平面较高。

2.后群肌

后群肌共有9块，分为浅深两层，浅层由外向内为桡侧腕长伸肌、桡侧腕短伸肌、指伸肌、小指伸肌和尺侧腕伸肌，深层为拇长展肌、拇短伸肌、拇长伸肌和示指伸肌。

（1）桡侧腕长伸肌：起于肱骨外上髁、髁上嵴及臂外侧肌间隔，肌束向下移行为长腱。行至前臂远侧肌腱在拇长展肌、拇短伸肌和拇长伸肌的深面，并与之交叉，经伸肌支持带深面至手背，止于第2掌骨底背侧面，该肌的主要作用为伸腕关节。

（2）桡侧腕短伸肌：起于肱骨外上髁伸肌总腱起点和深筋膜，位于桡侧腕长伸肌与伸指肌之间，经伸肌支持带深面，止于第3掌骨底背侧面。该肌主要作用为伸腕关节，与桡侧伸腕长肌和桡侧腕屈肌协同时有外展腕关节的作用。

（3）指伸肌：起于肱骨外上髁及深筋膜，肌腹至前臂下段移行为4条肌腱，经伸肌支持带深面、呈扇状分别至示、中、环、小指。在掌指关节背侧、肌腱扩张形成指背腱膜（或称腱帽），腱帽有保持伸肌腱不向两侧脱位的作用，伸肌腱行至近节指骨背面，肌腱分为中央束及两侧束，中央束止于中节指骨底背面及关节囊，两侧束行至中节指骨远端合并为终腱，止于远节指骨基底部背面。骨间肌、蚓状肌、参与构成腱帽、中央束和侧束。伸指肌主要作用为伸掌指关节和指间关节。

（4）小指伸肌：起于肱骨外上髁和深筋膜、经伸肌支持带深面，与指伸肌至小指的腱束汇合构成指背腱膜后分别止于小指中节和远节指骨底背面和关节囊。该肌的主要作用为伸小指掌指关节和指间关节。

（5）尺侧腕伸肌：起于肱骨外上髁、深筋膜和尺骨上段后侧，经伸肌支持带深面，止于第5掌骨底背面。该肌的主要作用为伸腕关节，与尺侧腕屈肌协同时有内收腕关节的作用。

（6）拇长展肌：起于尺、桡骨中部背面及骨间膜、肌纤维向外下方斜行，跨过桡侧腕长、短伸肌腱的浅面，经伸肌支持带深面，止于第1掌骨底外侧，并常有副腱（为82%～93%）止于大多角骨及拇指掌腕关节囊，故在临床上可利用大多角骨上的止点作为示指外展动力腱，以改善尺神经伤拇示指对捏功能。该肌主要作用为伸拇指腕掌关节和外展拇指。

（7）拇短伸肌：起于桡骨中部背面及骨间膜，向外下斜行，跨过桡侧腕长短伸肌腱的浅面，与拇长展肌伴行，经伸肌支持带深面的共同腱鞘（该腱鞘是腱鞘炎的好发部位），止于拇指近节指骨底背面，主要作用为伸拇指掌指关节，并可使拇指外展。

（8）拇长伸肌：起于尺骨背面中1/3及邻近骨间膜，肌束斜向下外，越过桡侧腕长、短伸肌腱的浅面，经伸肌支持带的深面，在第1掌骨头处形成伸肌腱扩张部，止于拇指远节指骨底的背面及关节囊。其主要作用为伸拇指指间关节和内收拇指。

（9）示指伸肌：起于尺骨背面下部及邻近的骨间膜，经伸肌支持带深面至手背，在指伸肌至食指的腱束深面尺侧移行为指背腱膜。该肌主要作用为伸示指掌指关节和指间关节，常可用于转移修复伸拇功能。

手指部的伸肌腱很薄，与指骨骨膜仅隔一层疏松网状组织，长期固定、炎症及水肿等易造成粘连，影响手指功能。

3.滑液囊与指屈肌腱鞘

（1）滑液囊：位于腕掌部，分桡侧滑液囊与尺侧滑液囊。

桡侧滑液囊：起于屈肌支持带近侧2.5cm处，包绕拇长屈肌腱，经屈肌支持带深面、腕管的桡侧通过手掌，延续为拇长屈肌滑液鞘。

尺侧滑液囊：是一个较为宽大的滑液囊，在旋前方肌远侧缘平面包绕示、中、环、小指的指深浅屈肌腱，经屈肌支持带深面向掌部延伸。通常尺侧滑液囊到掌中部为止，不与示、中、环指屈肌腱鞘相通，与小指的指屈肌腱鞘相连续者占80.8%。手部滑囊感染常沿其自然通道蔓延。

（2）指屈肌腱鞘：由腱滑液鞘和腱纤维鞘两部分组成。

腱滑液鞘：是包绕肌腱的双层套管状的滑液囊。拇指和小指的腱滑液鞘分别与桡、尺侧滑液囊相通，示、中、环指的腱滑液鞘从掌指关节的近侧开始，向远侧延伸，跨过三个关节，达远节指骨底。腱滑液鞘分为脏层和壁层，脏层包绕肌腱，壁层在脏层外侧紧贴腱纤维鞘的内面。脏壁两层在鞘的两端互相返折密闭。在肌腱背侧脏壁两层亦彼此返折移行，形成腱系膜。由于肌腱经常运动，腱系膜大部分消失，仅在肌腱附丽处保留三角形系膜及近节指骨处保留带状系膜，分别称短腱纽和长腱纽，腱纽中有出入肌腱的血管和神经。

腱纤维鞘：是由指骨掌侧面的骨膜、关节囊前方的掌板和坚韧的结缔组织共同围成的骨纤维管道。鞘管不同部位，适应功能要求出现不同程度的纤维增厚，形成了具有重要生物力学特性的滑车系统。Doyle（1988）较完整地提出了手指滑车系统是由掌腱膜滑车（PA），5个环形滑车（A_1～A_5）和3个交叉滑车（$C_{1～3}$）组成，其排列顺序由近而远依次为PA、A_1、A_2、C_1、A_3、

C_2、A_4、C_3、A_5。张正治等报道,基本上与 Doyle 报道一致,只在 A_1 与 A_2 之间增加 C_0 交叉滑车,使交叉滑车增加为 4 个。环形滑车较坚强,而交叉滑车较薄弱。拇指滑车系统由 2 个环形滑车(TA_1 和 TA_2)和一个斜行滑车(T_0)组成,其中斜形滑车最为重要。腱鞘滑车系统对屈肌腱起保护和支持作用,防止弓状畸形,为肌腱提供了力学支点,改变力的方向,有利发挥肌腱滑动功效。在临床上要重视滑车系统的修复与重建。从滑车的结构和功能上看,应特别重视手指 A_2 和 A_4 及拇指斜行滑车的修复和重建。

(二)手内在肌

手部的内在肌分为 4 组,包括骨间肌、蚓状肌、鱼际肌和小鱼际肌。

1.骨间肌

骨间肌共有 7 条,背侧 4 条,司手指外展,掌侧 3 条(或 4 条)司手指内收。背侧骨间肌各起于掌骨的相对面,分别止于示指桡侧、中指两侧和环指尺侧近节指骨基底,其作用为外展示、环指,并可使中指桡偏和尺偏。小指无背侧骨间肌,由小指展肌司外展功能。掌侧骨间肌分别起始于第 2 掌骨尺侧,第 4、5 掌骨桡侧,并分别止于示指近节指骨基底尺侧及环指、小指近节指骨基底桡侧,作用为使上述手指内收。

2.蚓状肌

第 1、2 蚓状肌起于示、中指指深屈肌腱的桡侧,第 3、4 蚓状肌起于中、环指及环小指指深屈肌腱的毗邻侧。肌腹均在相应手指屈肌腱的桡侧走行,止于伸腱扩张部及近节指骨基底部桡侧。作用为屈掌指关节,伸指间关节。

骨间肌和蚓状肌的功能是复杂的。骨间掌侧肌内收手指,骨间背侧肌外展手指,但二者均参与构成伸肌腱、指背腱膜、中央束及两侧束,故二者均有使掌指关节屈曲及指间关节伸直的功能。

骨间肌和蚓状肌挛缩表现为其作用过强的姿势,即掌指关节屈曲、近远侧指间关节伸直。骨间肌和蚓状肌麻痹后功能丧失,改变了手正常静止状态的休息姿势,成为掌指关节过伸、指间关节屈曲,即爪状指畸形。

3.鱼际肌

(1)拇短展肌:起于舟骨结节、大多角骨嵴及屈肌支持带桡侧半,止于拇指近节指骨基底的桡侧并参与构成指背腱膜。该肌位于鱼际桡侧最浅层。作用为拇外展旋前并协助伸指间关节。

(2)拇短屈肌:浅头起于大多角骨、屈肌支持带桡侧及桡侧腕屈肌腱鞘,深头起于小多角骨及第 2、3 掌骨底。肌腹在拇短展肌的尺侧。浅头止于拇指近节指骨的桡侧,深头与拇收肌斜头一起止于拇指近节指骨的尺侧,拇长屈肌肌腱于两头之间的沟中通过。作用为屈曲拇指掌指关节及内收拇指。

(3)拇对掌肌:起于大多角骨嵴及屈肌支持带桡侧,在拇短展肌的深面,止于第 1 掌骨桡侧缘全长。作用为屈曲旋前第 1 掌骨,产生对掌运动。

(4)拇收肌:斜头起于头状骨、小多角骨、屈肌支持带及桡侧腕屈肌腱鞘,横头起于第 3 掌骨掌面全长,止于拇指近节指骨基底,并参与构成指背腱膜。作用为内收拇指。

4.小鱼际肌

(1)小指展肌:起自豌豆骨远端、豆钩韧带和屈肌支持带。止点有二,一部止于近节指骨基底的尺侧,一部止于伸腱扩张部。作用为外展小指并屈小指掌指关节。可作为拇对掌成形术的动力肌。

(2)小指对掌肌:起于钩骨钩及屈肌支持带,止于第5掌骨掌面尺侧缘全长。该肌位于小指短屈肌的深面。作用为将第5掌骨向前牵拉并加深掌心凹陷,产生对掌动作。

(3)小指短屈肌:起于钩骨钩及屈肌支持带,止于小指近节指骨底掌面尺侧。作用为屈曲小指掌指关节及外展小指。

掌短肌:属于皮肌,位于小鱼际近侧皮下组织中,起于屈肌支持带和掌腱膜尺侧,止于手掌尺侧缘皮肤。功能意义很小,收缩时见小鱼际区皮肤略起皱襞。

四、手部血管

供应手部(包括腕及前臂远端)血供的动脉有:桡动脉、尺动脉、骨间掌侧动脉、骨间掌侧动脉的背支及正中神经的动脉。这些血管在手部形成动脉网或动脉弓,按其形成的部位,可大致分为腕关节周围及手掌部两个系统。腕关节周围的血管,分掌侧血管网及背侧血管网;手掌部血管分掌浅弓及掌深弓。两系统之间有交通支互相吻合。

(一)腕部动脉网

1.腕背动脉网

桡动脉于鼻烟壶内发出腕背侧支,尺动脉在豌豆骨上发出腕背侧支,在尺侧腕屈肌深面向后绕过,两者在腕骨背侧、指伸肌腱深面相互吻合而成腕背动脉弓;再加上骨间掌侧动脉背侧支与从掌深弓发出的穿支,形成腕背动脉网,供应尺桡骨远端及腕部关节背面的血供。腕背动脉弓还发现第2~4掌背动脉,在指蹼处延续成指背动脉,供应相应的骨间肌和手指相邻的近侧指节。腕背侧弓也发出一个小分支到第5掌骨及小指指背的尺侧。第1掌背动脉系桡动脉穿过第1背侧骨间肌前发出的一个分支,不起于腕背弓。临床上常以此为轴动脉做岛状皮瓣。

2.腕掌动脉网

桡动脉在旋前方肌的远侧发出腕掌侧支,于腕骨前方走向尺侧,尺动脉也发出腕掌侧支向桡侧走行,二者吻合,并与来自近侧的骨间掌侧动脉分支和来自远侧的掌深弓回返支组成掌侧动脉网。主要供应尺桡骨远端、腕骨及腕部关节掌面的血液循环。

(二)掌弓

1.掌浅弓

尺动脉终支和桡动脉浅支构成掌浅弓,位于掌腱膜深面、屈肌腱和蚓状肌浅面,相继发出指掌侧总动脉及指掌侧固有动脉,是手指的主要供血来源。临床上常利用指动脉皮瓣顺行或逆行转移修复手掌、指掌侧或拇指末节皮肤缺损。

2.掌深弓

桡动脉终支从手背穿过1、2掌骨间隙,进入手掌与尺动脉掌深支形成掌深弓,位于屈肌腱和蚓状肌深面、骨间肌浅面,发出细小掌心动脉(掌侧掌心动脉)与指掌侧总动脉吻合,参与手指供血。深浅弓之间通过终末分支及掌心动脉等互相交通。

桡动脉穿过掌骨间隙后,发出拇主要动脉供应拇指,示指的桡侧动脉常由拇主要动脉发出。

（三）手部静脉

1.深静脉

手部动脉像身体其他部位一样,都有两根伴行静脉,但较动脉细,故深静脉也有掌浅静脉弓、掌深静脉弓、指总静脉、掌心静脉、指静脉等,互相吻合交通形成弓或网。手掌深静脉大多汇流到桡、尺静脉,一部分通过交通支汇流到手背浅静脉系统。

2.浅静脉

手的浅静脉在掌背侧均有,背侧较粗大,远较深静脉重要。从手指末节开始,指掌背侧的浅静脉均形成较恒定的梯形静脉系统。指背浅静脉系统起始于甲床两侧2条小静脉,至甲根部中央汇成一条指背终末静脉,至远侧指间关节平面分成两条静脉平行走向近侧,两指背静脉之间通常有3条较恒定的交通支相连。各手指指脉经手指指蹼间到手背的静脉网,最后回流至头静脉和贵要静脉。

五、手部神经

手部主要由正中神经、尺神经及桡神经浅支支配,它们的支配范围常有重叠和变异,在临床诊治中应予注意。

（一）正中神经

在腕上掌侧,正中神经居于掌长肌与桡侧腕屈肌之间深面,指浅屈肌的浅面,与指屈肌腱一起穿过腕管进入手掌。在进入腕管前发出掌皮支,穿出深筋膜后在屈肌支持带的浅面进入手掌。掌皮支支配大鱼际和手掌中部皮肤感觉。

正中神经在腕管内没有分支。在掌部,它常分成桡侧与尺侧两股,桡侧股较尺侧股粗,均为混合神经。

桡侧股的桡侧在屈肌支持带远侧缘近侧发出鱼际肌支,走向桡侧并转向近侧,进入鱼际肌肌腹,支配拇短展肌、拇对掌肌和拇短屈肌浅头。桡侧股中份发出拇指桡掌侧固有神经,支配拇指桡掌侧皮肤,桡侧股尺侧发出第1指掌侧总神经,再分为拇指尺掌侧和示指桡掌固有神经,支配拇指尺侧和示指桡侧的皮肤感觉,后者还发出肌支支配第1蚓状肌。

正中神经的内侧股发出第2及第3指掌侧总神经。前者在第2掌骨间隙内走行,发出1~2支支配第2蚓状肌,并发出关节支,主干在掌深横韧带处分成两根指掌侧固有神经至示中指相邻面。第3指掌侧总神经向尺侧走行,越过中指屈指肌腱的表面,沿第3掌骨间隙远行,在掌深横韧带处分成两根指掌侧固有神经分别沿中指尺侧及环指桡侧走行直达指尖,途中有时分出肌支供应第3蚓状肌及关节支。示、中指末节背面皮肤感觉亦属正中神经支配。

（二）尺神经

尺神经在腕上5~6cm处分出一感觉支到手背,支配手背尺侧半和尺侧两个半指。在前臂中下份发出掌皮支,分布于手掌尺侧1/3皮肤,主干在豌豆骨的桡侧进入尺神经管,在管内分成浅支和深支。浅支靠桡掌侧,主要是感觉支,除发出掌短肌运动支外,还发出第4指掌侧总神经及小指尺掌侧固有神经,支配环小指相对面和小指掌尺侧皮肤感觉。深支是运动支,位于尺背侧,与尺动脉伴行,穿过小鱼际进入手掌,在指屈肌腱的深面、骨间肌的浅面与掌深弓伴行,沿途发出肌支,支配小鱼际肌、全部骨间肌及3、4蚓状肌,最后发出支配拇内收肌及拇短屈肌深头。在腕部尺神经干内,深浅支有 5～6cm 的自然分束,在腕部吻合神经时,应尽可能按自然分束分别吻合感觉支与运动支。

(三)桡神经浅支

桡神经浅支在腕上 5～6cm 处,穿出深筋膜,与头静脉伴行,走向鼻烟壶,先分成两束后分成数支呈扇状,支配手背桡侧半及桡侧两个半手指皮肤感觉。

肌皮神经终支前臂外侧皮神经亦参与支配拇指背桡侧皮肤感觉。

六、手部骨关节与韧带

(一)手部骨骼

1.腕骨

腕骨共 8 块,分为远近两列,近侧列从桡侧起有舟骨、月骨、三角骨和豌豆骨。远侧列有大多角骨、小多角骨、头状骨和钩骨。

2.掌骨

有第 1～5 掌骨。第 1 掌骨较短而粗,握拳击物或撞击时,重力点多落在第 2、3 掌骨,较易发生骨折。

3.指骨

共 14 块,除拇指为两节指骨外,其余 4 指均为 3 节。拇指分为近节和远节指骨,其余四指分为近节、中节和远节指骨。

(二)手部关节与韧带

1.桡腕关节

由桡骨、舟骨、月骨及三角软骨盘构成,尺骨不直接参加。关节囊薄而松弛,外有桡腕掌侧韧带、桡腕背侧韧带、腕桡侧副韧带、腕尺侧副韧带加强。桡腕关节是双轴椭圆关节,能做多轴向运动。包括屈、伸、内收和外展。其活动范围屈曲可达 $60°～70°$,背伸为 $45°$,外展 $20°$,内收 $40°$。腕关节是手部关键性关节,在伸腕与屈腕肌稳定于功能位的基础上,手的功能才得以充分发挥。

2.桡尺远侧关节

由桡骨的尺切迹、尺骨头环状关节面和关节盘(三角软骨)构成。关节的前后方有桡尺远侧前、后韧带加强。桡尺远侧关节与桡尺近侧关节联合可使前臂和手做旋前、旋后运动。

3.腕骨间关节

包括近侧列腕骨间关节、远侧列腕骨间关节和腕中关节。

(1)近侧列腕骨间关节:由舟骨与月骨、月骨与三角骨和三角骨与豌豆骨构成。舟骨与月骨、月骨与三角骨间没有独立的关节囊,相邻骨之间借腕骨间掌侧韧带、腕骨间背侧韧带及腕骨骨间韧带相连。舟、月、三角骨借上述三种韧带相连形成桡腕关节的关节囊。上述三种韧带间有 40% 存在间隙,这种情况,桡腕关节腔与腕骨间关节腔及腕中关节腔可相通。

豌豆骨与三角骨之间形成豌豆骨关节,有独立的关节囊和关节腔。关节囊周围有豆掌韧带与第 5 掌骨底相连,有豆钩韧带与钩骨相连。豌豆骨及上述韧带可将尺侧腕屈肌的牵引力传递至远侧列腕骨及掌骨。

(2)远侧列腕骨间关节:由大多角骨与小多角骨、小多角骨与头状骨及头状骨与钩骨构成。

4块腕骨间有3个腕骨间韧带相连,并借腕掌侧、背侧韧带与近侧列腕骨相连。腕骨间韧带连于远侧列各骨相对关节面的中部,将远侧列各腕骨间的关节腔分为近、远侧两部分,近侧与腕中关节腔相通,远侧与腕掌关节腔相通。

(3)腕中关节:又称腕横关节。位于近远侧列腕骨之间,为滑膜关节,呈"～"形,内侧部凸向近侧,由头状骨、钩骨与舟骨、月骨和三角骨构成,属椭圆关节。外侧部凸向远侧,由大、小多角骨和舟骨构成,属平面关节。关节囊掌侧右腕辐射韧带,它起自头状骨的头,纤维呈辐射状止于舟骨、月骨和三角骨。腕中关节的关节腔广阔而不规则,与近、远侧列腕骨间关节腔相通。舟骨骨折后易发生不愈合,其原因除血供障碍外,还有骨折端异常活动。由于腕中关节结构特点,舟骨骨折后关节活动轴发生改变,通过骨折线形成剪力,故影响骨折愈合。

近远侧列腕骨间关节仅能做很小的滑动运动。腕中关节的运动范围较大,与桡腕关节协同可使腕部的屈、伸、收展运动幅度增加。

4.腕掌关节

由远侧列腕骨的远侧面与掌骨底关节面构成。

拇指腕掌关节是拇指的关键性关节,由大多角骨与第1掌骨构成,为鞍状关节。关节囊肥厚而松弛,关节腔宽阔。关节囊有腕掌桡侧韧带、背侧韧带和掌侧韧带加强。在第1、2掌骨底间,还有坚实的掌骨间韧带。拇指腕掌关节能做多种灵活的运动,可屈30°～50°,伸0°～5°,内收0°～5°,外展35°～40°,此外,还可做轻微的旋转运动。

第2～5腕掌关节由远侧列腕骨与第2～5掌骨底构成。关节囊附着于各关节面的周缘,除第5腕掌关节囊较松弛外,其余各关节囊均较紧张。关节囊有腕掌背侧韧带、掌侧韧带及掌骨间韧带加强。第2、3腕掌关节较稳固、活动度很小,第4腕掌关节可做15°左右的屈伸运动;第5腕掌关节有25°～30°的屈伸动度。

5.掌指关节

由掌骨头与近节指骨底构成,属球窝关节。第2～5掌指关节的关节囊较松弛,附于关节面的周缘。两侧有侧副韧带加强,侧副韧带起于掌骨头的两侧,由近背侧斜向远掌侧,止于近节指骨底的侧方。侧副韧带在掌指关节伸直时松弛,屈曲时紧张。若长期伸直位固定时可引起侧副韧带逐渐挛缩,导致掌指关节屈曲功能障碍。掌指关节掌侧有掌板(亦称掌侧韧带)加强。掌板为一致密纤维软骨板,与关节囊紧密相连,其远端厚而坚韧,附于近节指骨底缘,近端薄而松弛,呈膜状附于掌骨颈掌侧,两侧与侧副韧带相连第2～5掌指关节间有掌骨深横韧带相连。其屈曲范围为90°左右,第2掌指关节略<90°,从第3～5掌指关节的屈曲度依次逐渐增加。

拇指掌指关节的结构与第2～5掌指关节基本相同,但亦有其特点,拇指掌骨头尺侧与第2掌骨头桡侧之间没有掌骨深横韧带,故二者间有较大的活动幅度。掌骨较扁平,掌板的两侧各有1个籽骨,掌板、籽骨和关节囊形成一个整体,紧密地附着在近节指骨底的掌面,随着掌指关节屈伸时而滑动,屈指时掌板向近端滑动,伸指时掌板向远端滑动。当掌指关节过伸位遭受暴力脱位时,掌板在薄弱的近端附着处易被撕脱,并嵌在脱位的关节之间,影响手法复位。拇指掌指关节可做屈、伸、内收、外展和旋转运动,屈的范围为60°～70°,伸的范围为10°～30°。内收、外展和旋转的幅度取决于关节的屈曲程度,完全伸直时活动度小,中度屈曲时,活动度最大。

6.指间关节

由相邻指骨近远端组成,是单轴向滑车关节。拇指只有一个指间关节,其他四指有近侧和远侧两个指间关节。指间关节的关节囊松弛,两侧有侧副韧带、掌侧有掌板、指深屈肌腱、背侧有指背腱膜加强。拇指指间关节屈曲范围75°～80°,伸展5°～10°。其他指近侧指间关节的屈曲度＞90°,从示指向小指依次逐渐增加,主动伸直度为0°。远侧指间关节屈曲度＜90°,主动伸直度为0°～30°。

七、腕部纤维鞘管

(一)腕管与屈肌支持带

腕骨在掌部形成一弧形凹陷,屈肌支持带横跨其上,韧带的尺侧附丽于豌豆骨及钩状骨的钩部,桡侧附丽于大多角骨结节和舟骨结节,形成一个骨性纤维管道,称为腕管。腕管内有拇长屈肌腱,指浅、深屈肌腱及正中神经通过。屈肌腱有薄的滑膜包绕,正中神经位于腕管的浅层偏桡侧,邻近屈肌支持带。如因骨关节炎、腕骨骨折或脱位、腕横韧带肥厚、滑膜水肿、增生等因素致腕管内压力增高,正中神经易受韧带压迫而出现不同程度感觉和运动障碍,称为腕管综合征。

(二)腕部尺神经管

又称 Guyon 管,为骨性纤维鞘管。尺侧为豌豆骨及尺侧腕屈肌腱,桡侧为腕横韧带和钩骨钩,底为豆钩韧带,浅层为掌短肌的背侧筋膜。其中有尺神经及尺动脉、尺静脉通过,称为腕部尺神经管,简称腕尺管。和腕管一样,创伤、囊肿、肿瘤等因素,亦可发生腕尺管综合征,但较少见。

八、拇指的运动

抓握活动是手的最重要的功能活动,拇指对掌是完成精细抓握和强力抓握必不可少的动作,丧失拇指意味着丧失手功能的40%。

在拇指的关键链上,腕掌关节的活动范围大而重要,掌指关节与指间关节的活动相对居于次要地位,对功能影响尚不严重。拇、示指相互对指时,拇指与手掌间隙的中轴线与前臂成一直线,此轴线为前臂做旋前旋后活动的旋转中心轴。

腕掌、掌指及指间关节的协同,可完成屈曲、伸展、内收、外展、对掌及旋转运动。

1.屈曲

拇指向屈面运动,拇长屈肌屈指间关节,与鱼际肌协同屈掌指关节。

2.伸展

拇指的单纯背伸运动,是拇指与手掌平面做垂直活动,由拇长、短伸肌及大鱼际肌协同完成,拇指指间关节活动度为60°。

3.外展

拇指沿其桡侧缘运动,运动平面与手掌平行,由拇短展肌和拇长展肌完成。

4.内收

与外展方向相反的运动,主要由拇指内收肌完成。尺神经损伤后,虽该肌麻痹,由于拇长屈肌及拇长伸肌的协同,拇指仍可内收,检查时须注意。

5.对掌

是以腕掌关节运动为主的多轴向复杂运动,包括拇指屈曲、外展及旋前运动,主要由拇对掌肌完成,拇短展肌协同动作。拇指与小指指腹相对,除上述拇指动作外,小指由于小鱼际的作用,在第 5 掌骨和钩骨组成的腕掌关节产生屈曲、旋前。大、小鱼际肌的收缩也加大了掌横弓。拇指与小指两指腹完全相对时,从掌侧看近似菱形,两边为拇指及小指,另两边为大、小鱼际的边缘。这一动作要求正中神经及尺神经支配的大、小鱼际肌功能完好,两神经或其中之一损伤,即使修复后恢复满意,也很难完成这一动作。

九、手部关节功能与功能位

手的动作灵活、精细而有力,其基本动作可归纳为提物、平持、夹物、钳捏、握圆柱和拧圆盘六个方面。而主要的活动功能是捏和握,即对指和握拳。

1.腕关节

腕关节是手的关键性关节,其主要活动是背伸、掌屈和加强前臂旋转。腕背伸和前臂旋转中位为功能位,在此位置手的握力最大,故手外伤后一般应保持腕背伸 20°～25°,尺偏 10°位固定。腕掌屈位手不能握紧,如手外伤后长期固定于腕掌屈位,将严重影响手的功能。

2.掌指关节

是手指的关键性关节,能屈至 90°,伸至 0°左右。外伤后固定于屈曲 30°～45°较易恢复手指的捏握功能,而长期固定于伸直位,常造成关节僵硬,不能握拳,严重影响手指活动。

3.指间关节

近侧指间关节屈曲 60°～80°,远侧指间关节屈曲 10°～15°为功能位。如外伤后长期固定于伸直位,侧副韧带挛缩,手指不能屈曲。

4.拇指

拇指的功能在各指中最为重要。因拇指活动幅度大,其指腹能与各指指腹接触和捏紧,因此能做有力和精细的动作。拇指的功能位为外展对掌位。如外伤后固定于内收位,由于水肿和瘢痕挛缩,往往不能恢复对掌动作,严重影响手功能。

综上所述,手外伤经处理后,尤其是对骨关节损伤,应将手包扎固定于功能位,即腕关节背伸 25°、掌指关节及指间关节半屈曲、各指微张开和拇指外展对掌位。这样,既有利于骨折对位,又有利于手的功能恢复。

第二节　手部损伤的检查

手部损伤大多是复合性的,可有手部皮肤、骨骼、肌腱、神经、血管损伤及其他部位的损伤。因此,要仔细询问负伤时间、原因,负伤情况,急救经过和出血量的估计,要注意有无其他部位损伤症状;同时测血压、脉搏、呼吸和体温,对全身做较全面的检查。以便分清轻重缓急进行处理。

一、一般检查

初步检查可暂不去除敷料,以免疼痛、出血和伤口污染。可露出手指,观察各指的循环,检查手指的痛觉和各指屈伸活动,判断血管、神经和肌腱有无损伤。必要时照 X 线片,判断手部骨关节损伤及移位情况。如出血不多,在轻缓手法下打开敷料观察伤口情况,但不可探入伤口,以免疼痛和污染。

麻醉后,洗净伤口周围及手臂皮肤。消毒铺单后,一面清创,一面由浅入深地全面检查伤口情况,注意皮肤循环情况,有无缺损,肌腱、神经有无断裂,有无骨折及其类型和移位情况,有无关节损伤等。

二、皮肤

检查时注意伤口大小、方向与部位,有无缺损。肌腱与骨关节是否暴露。皮肤的循环可根据颜色、毛细血管充盈反应、温度及皮缘有无出血做出判断。皮肤的感觉,主要检查痛觉和触觉,根据神经分布,即可判断损伤的神经。

三、肌腱

1.屈肌腱

根据手指的活动和伤口部位可以判断指深、浅屈肌腱有无断裂。如深、浅屈肌腱均断裂,远近指间关节则不能屈曲;指深屈肌腱断裂,则远侧指间关节不能屈曲。如指浅屈肌腱断裂,检查时将其相邻区指固定在伸直位,则该指近侧指间关节不能屈曲。拇长屈肌腱断裂时,拇指的指间关节不能屈曲。

2.伸肌腱

手背指伸肌腱断裂后,不能伸直掌指关节。拇长伸肌腱断裂,不能伸直拇指指间关节。近侧指间关节以上指背伸肌腱(中央束)断裂,近侧指间关节有屈曲畸形,努力伸直时,远侧指间关节呈过伸畸形,即呈现纽孔畸形。如中、远侧指节处伸肌腱断裂,则不能伸直远侧指间关节,呈锤状指畸形。

四、神经

1.正中神经

手部感觉供给区主要是掌部桡侧三个半手指,根据手指感觉消失范围和伤口部位,可以判断损伤的神经支。运动:主要为大鱼际肌支,如肌肉本身损伤不重,拇指不能做对掌动作,多系正中神经或其鱼际支损伤引起。

2.尺神经

感觉支支配手掌尺侧一个半手指,手背尺侧二个半手指,通过检查感觉可以判断损伤的神经支。运动:手部肌肉大部为尺神经供给,如骨间肌、小鱼际肌、拇内收肌和尺侧二个蚓状肌。尺神经损伤后,手指不能内收外展,不能同时屈曲掌指关节和伸直指间关节拇指内收无力,小指不能与拇指对捏。

3.桡神经

手部只有桡神经浅支,分布于手背桡侧二个半手指。纯桡神经感觉供区只有虎口附近。

五、骨骼

检查手部的骨和关节时,应注意骨骼的外形,有无成角畸形、异常隆起或凹陷、局部肿胀和压痛、骨质有无外露等。X 线片检查,一般照前后位及斜位,必要时照侧位,以确定骨折、脱位的部位和有无移位。

第三节　手部开放性损伤的处理

一、现场急救

现场急救可用消毒敷料或清洁布类包裹伤口,再用绷带或宽布加压包扎即可止血,一般不需用止血带。滥用止血带,有时会增加出血,甚至造成肢体缺血挛缩或坏死。伤口内不可敷磺胺粉或其他异物。包扎后应悬吊抬高患肢,迅速送医院。

二、初期外科处理

初期外科处理是处理手外伤的主要环节,也是再次处理的基础。处理原则是:早期彻底清创,防止伤口感染;根据伤情和受伤时间,尽量保留和修复损伤的组织,最大限度地保留手的功能。具体步骤是:清创;修复组织;闭合伤口;包扎固定,并及时止痛,注射破伤风抗毒素和抗感染药物。

1.麻醉

手术应在完善的麻醉下进行。单指外伤,可用指神经阻滞麻醉。伤口累及手掌、手背,或多指损伤或较广泛损伤时,可作腕部神经阻滞,最好在臂丛麻醉下进行。

清创术在充气止血带下操作,便于解剖及减少出血,但每次持续时间不应超过 1h。如需继续用止血带,应放松止血带 10min 再用第二次,再上止血带不宜超过 40min。一般经清创止血后,即不需用止血带。

2.清创

清创的目的是清除伤口内异物,去除失活组织,使污染伤口变成清洁伤口,以预防感染。

(1)认真做好伤口清洗,是预防伤口感染的重要步骤。

(2)遵循清创术的原则,从外到里,由浅入深按层次有计划地清创。盖好伤口,用生理盐水加肥皂过氧化氢,洗净手、前臂至上臂,然后清洗伤口并用生理盐水冲洗。手的结构复杂精细,循环丰富,清创时应尽量保留可保留的组织。如循环好,只切除少许皮缘。

(3)清创时仔细检查损伤组织,判断损伤程度及范围,必要时松放止血带观察组织及血液循环,再拟订出手术计划。

3.修复组织

平时手外伤,6h 内,污染不严重者,只要条件许可,应一期修复损伤组织。此时解剖关系清楚,继发改变轻微,手术效果好,操作容易,功能恢复快。处理顺序是:

(1)骨、关节的处理与一般清创原则一样,尽量保留骨块,仅去除完全游离的小骨片。复位后用克氏针斜行或交叉固定,或微型钢板固定。然后缝合修复关节囊。不可用通过邻近关节的克氏针髓内固定,否则会损伤关节,且固定不良,有旋转运动,也不利于早期功能练习。

(2)修复肌腱、神经。

(3)一侧指动脉或指总动脉损伤,对手指循环影响不大,可不修复。两侧指动脉全断,手指供血不足,需要修复;争取修复两侧血管,增加供血量。

4.缝合伤口

闭合伤口是预防伤口感染的重要措施。在彻底清创的基础上闭合伤口,保护外露的深部组织,防止细菌入侵,防止感染。手的循环丰富,抗感染能力强,手部闭合伤口的时限一般可延长至受伤后 12h。还应考虑伤情、污染程度及气温,然后决定是否闭合伤口。人与动物咬伤,一般不做一期缝合。闭合伤口有以下几种方法:

(1)直接缝合:如皮肤无缺损或缺损很少,可直接缝合,但切忌勉强做张力缝合,对跨越关节掌、背面及与掌纹垂直与指蹼平行的直线伤口,宜做局部"Z"形皮瓣转移,避免瘢痕挛缩。如条件不好,则二期做整形手术。

(2)游离植皮:皮肤缺损而创面有良好血供,无骨质、肌腱裸露,可做游离植皮。如骨骼、肌腱外露很少,可用附近软组织(肌肉、筋膜)或软组织瓣覆盖,再行植皮。一般以中厚皮片为好,指腹和手掌也可用全厚皮片。

(3)皮瓣覆盖:骨骼、肌腱有较大裸露时,常需皮瓣覆盖,根据部位和面积,分别采用下述方法:

1)局部皮瓣:指端小面积缺损可用各种指端皮瓣。手背用局部任意皮瓣。拇指、虎口可用示指桡侧皮瓣或示指背侧带神经血管蒂岛状皮瓣覆盖。

2)邻指皮瓣:是用相邻手指背侧的皮肤形成皮瓣,常用于覆盖指端或指腹的缺损。

操作注意事项:一是游离皮瓣时,注意保留伸肌腱上的一层疏松腱周组织,否则肌腱裸露,不能接受游离植皮。二是皮瓣蒂切勿过短,以致皮瓣转移后有张力,影响皮瓣循环。皮瓣蒂应略长,转移较易,断蒂时供皮区及受皮区也较易闭合。三是皮瓣转移后,指间用纱布隔开,妥善固定。四是皮瓣转移3周后断蒂。避免手指长期非功能位固定,造成关节僵直,影响手功能恢复。

3)远位皮瓣:骨骼、肌腱大面积裸露需用大面积远位皮瓣,常用的有前臂交叉皮瓣、腹部皮瓣和髂腰皮瓣。由于显微外科的迅速发展,近 10 年来设计多种游离皮瓣,为手部创面覆盖提供更多的选择。例如,比较适用于手部的有前臂皮瓣、臂外侧皮瓣、足背皮瓣、肩胛背皮瓣、腹股沟皮瓣和隐动脉皮瓣等,可根据具体情况选用。

随着工农业机械伤及交通事故伤的增加,手及前臂碾轧撕脱伤较多见,常有大面积软组织缺损或挫灭,并伴有肌腱、肌肉、骨骼以及神经、血管外露或断裂,早期处理困难。侍德首先使用腹部大型动脉皮瓣修复手及前臂大面积软组织缺损,作者已应用 10 例,不仅修复手及前臂巨大软组织缺损,并做二期转移肌腱重建功能手术,均获得良好的功能恢复。其优点在于不仅能修复巨大创面,而且采取推进供皮区皮瓣直接缝合消灭继发创面,无须游离植皮。

操作注意事项:一是腹部大型动脉皮瓣游离时,为了保证不损伤皮动脉,须严格在浅筋膜与深筋膜之间分离。当皮瓣游离近蒂时,可清晰看到进入皮瓣的血管,注意保护切不可损伤。二是为了保证推进皮瓣能覆盖创面,需广泛游离皮瓣,上方要游离至剑突平面,下方游离至腹股沟平面。三是在腹部大型动脉皮瓣的蒂部,将推进皮瓣用3~4针减张缝合固定。由于该皮瓣有多个直接皮动脉供血,减张缝合不影响血液循环。

三、常见损伤

1.切割伤

如刀伤、玻璃或车床铁屑割伤和电锯伤等,常有深部肌腱、神经等组织损伤,暴力大者可造成肢体大部或完全离断。检查时须结合解剖部位和伤情判断受伤组织,详细检查后确定处理方案。处理时多需延长切口,显露损伤组织,切忌在小伤口内用器械探查。寻找回缩屈肌腱法:屈曲手指及腕关节,在前臂由近而远用手或缠绕橡皮驱血带,挤出屈肌近断端。必要时可在掌部或前臂延长或另做切口找到。争取一期修复肌腱、神经,效果多较满意。

2.刺伤

如针、钉、刀和木片等刺伤,常发生在手指末端。浅刺伤如无异物存留伤口内,一般可自愈。如刺伤较深,有异物存留,常易发生感染,如腱鞘炎等,严重时可导致手功能障碍。处理时除做好清创外,应注意异物的去除。

3.挤压伤

铁锤、门窗缝可对手指造成挤压伤,机械、滚轮、压型机和车辆等可造成手的重度挤压伤,可毁坏真皮层血管,临床上有皮肤循环障碍,皮肤失活;还可产生皮肤撕裂和撕脱性损伤。处理时应根据损伤的轻重程度及皮肤是否存活等采取相应措施。轻者只需包扎或清创缝合包扎,重者需行植皮、皮瓣覆盖,甚至截肢。

4.指端缺损

切割、挤压伤或爆炸伤均可造成指端缺损,包括指腹指背的斜行、横行截断或不整齐缺损等。较整齐完整的完全断指应做再植术,其他可按以下方法处理:

(1)指端0.5cm以内的指腹整齐切削伤,可做原位缝合术,或用足趾趾端腹面组织移植于手指创面。

(2)单纯指端皮肤缺损,无骨质外露,用中厚或全厚皮片植皮。

(3)指腹缺损、指背缺损或侧斜行缺损,指骨外露,应做邻指皮瓣或远位皮瓣转移,或前移推进皮瓣修复

(4)指端缺损:一般需做残端修整术,残端用鱼嘴缝合法。V-Y皮瓣、指背皮瓣和邻指皮瓣等方法闭合。做残端修整时应注意:①尽可能利用残端有循环的皮肤,保留最大长度;②咬除足够的末端指骨,无张力缝合残端皮肤;③于稍高位切断指神经末端,使其回缩到截指平面以上软组织内,防止神经瘤形成和手指残端痛;④将残端修整成圆形,避免两侧形成"猫耳"。

(5)拇指急症创伤,有较大范围软组织缺损,骨关节、肌腱和神经裸露,或末端断指不能再植时,可用示指背侧带神经血管蒂岛状皮瓣转移覆盖创面,面积可达4cm×2.5cm或稍大。术后可及时获得痛觉、温觉、触觉和实物感,一次完成手术。

操作注意事项:①清创后画出皮瓣和切口的轮廓,示指近节背侧皮肤可全部应用。在充气止血带下手术,不做静脉驱血,保持静脉充盈,便于游离和保护。②在切口近侧游离第1掌背动脉及神经,向远侧游离。血管神经周围软组织宜保留,以利分离及保护。游离2条浅静脉并保护至示指背的静脉支。③在食指背切口,沿其血管神经向近侧游离,至上述神经血管会合处,注意勿损伤。④血管蒂要够长,皮下隧道要宽松,防止神经血管蒂受压、扭转及产生张力。

5.皮肤撕脱伤

滚动物体碾压伤可造成大片皮肤撕脱。手卷入机器的滚轴之间或车轮下时,常发生手指、手掌、手背皮肤撕脱或全手皮肤套状撕脱。其特点是皮肤连同皮下从近端撕脱,虽远端仍与手指相连,但供血多已中断,皮肤本身亦有碾挫伤,故撕脱皮肤多已失去活力。如做皮肤原位缝

合,常导致大片皮肤坏死和感染。手掌有掌腱膜保护,撕脱后掌部循环多存在;手背皮下疏松,撕脱后伸肌腱仍有腱膜保护;手指神经血管束常随皮肤一并撕脱,即使肌腱、骨骼挫伤不重,手指供血却已丧失,不能单纯植皮覆盖。处理首先是判断撕脱皮肤能否成活。常用方法有:毛细血管充盈试验及利刀切除皮缘,视切面有无新鲜出血,是皮肤能否存活的指征。处理方法如下:

(1)手掌或手背皮肤撕脱且血循环丧失者,如创面基底血供良好,可用中厚皮片游离植皮。撕脱的皮肤无挫伤者,可供切取中厚皮片。大片肌腱、骨骼外露,须用带蒂皮瓣或游离皮瓣覆盖。

(2)有重要血管损伤时,应予吻合修复。

(3)拇指单指撕脱,可采用甲瓣,足背皮瓣游离移植,或前臂逆行岛状皮瓣,示指背皮瓣,示、中指(或中、环指)双岛状瓣转移。也可修复神经后,用锁骨下皮管包埋。示、中、环、小指单指撕脱,创面基底无血供而不能修复血管者,应考虑截指。

(4)多指撕脱或全手撕脱处理困难,目前尚无理想方法。一般是用腹部袋形皮瓣包埋;如创面尚有循环,争取游离植皮覆盖,不能植皮的剩余创面用腹部皮瓣覆盖,3~6个月后行二期修复。也可用侧胸壁、上臂夹心皮瓣以及各种游离皮瓣修复。

6.咬伤

咬伤带有多种毒力较强的细菌,新鲜咬伤及已有感染者,伤口均不应缝合。要做好清创,用过氧化氢、生理盐水充分冲洗。不宜修复神经、肌腱等组织。术后适当固定,应用抗生素防止感染,早期活动。轻伤可渐愈合。有空腔者应保持开放引流。如基底已呈健康外观,可在无张力下定点缝合。伤愈后二期修复神经、肌腱或行皮肤整形手术。

7.火器伤

子弹、弹片、炸药爆炸所致,多有严重软组织损伤和粉碎骨折。伤口内外有泥土、弹片等异物存留,污染严重。应早期彻底清创,伤口定点缝合,肌腱、神经待伤愈后2周修复。如伤口已有感染,清创后,不缝皮,湿敷,全身用抗生素,控制感染后植皮或缝合。

四、手部战伤的特点及分级救治

战时手部损伤以火器伤为主,多为炸伤,伤情复杂,污染重,合并伤多,给手外伤处理带来困难。

分级救治的内容为:团卫生队的主要工作是急救、包扎、分类和后送。用较多敷料加压包扎,控制出血,抬高伤手,不用止血带,迅速送进医院或一线医院,争取尽快作决定性治疗;也可用直升机送后方医院或二线医院。师卫生营一般是做伤口检查、止血、包扎、固定,记录伤情和分类后送。

各级医院根据记录和检查结果作初期外科处理,有条件的师卫生营、一线野战医院也可做清创等初期外科处理。伤口可做定点缝合,不严密缝合,固定伤手于功能位。如伤口污染严重,初期处理后不缝合,5~10d后在后方医院行二次外科处理,清创,整复骨折,用各种方法促使伤口愈合。整形重建手术在伤愈水肿消退后进行。

第四节　腕舟骨骨折

舟骨骨折在上肢骨折的发生率仅次于桡骨骨折,占全身骨折的 2%,多发生于 15～40 岁男性。男女比例为 6:1。儿童和老年人少见。延迟愈合、不愈合、缺血坏死及后期的创伤性关节炎时有发生,应正确进行诊断和治疗,防止漏诊、误诊,从而影响功能。

一、解剖学基础

舟骨通过诸多韧带与桡骨远端、月骨、头骨以及大小多角骨构成关节,是远近腕骨之间的桥梁,在维持腕关节稳定性和力量传导方面起着极为重要的作用。当腕部完全伸直时,舟骨伸展,其长轴接近与桡骨长轴平行,其远近极被各腕骨及周围韧带牢牢固定于一个位置。跌倒下坠的压力应集中于舟骨狭窄的非关节面的腰部。大多数舟骨骨折都发生在腰部,随着腕部背伸增加,骨折部位向近端靠近。

二、临床表现和诊断

患者通常为青壮年男性,多有腕关节强力背伸的外伤史。典型的临床表现为鼻烟窝和舟骨结节的肿胀、压痛。Parvizi 认为这 2 个体征的敏感性较高(100%),特异性较差(鼻烟窝压痛 9% 和舟骨结节压痛 30%),活动时挤压拇指顶端诱发疼痛这一体征的特异性较高(48%),24h 内 3 个体征联合应用检查特异性可高达 74%。上述症状体征虽有一定价值,但确诊还需进行影像学检查。诊断舟骨骨折的 X 线投照体位多达 10 多种,其中最常用的是腕关节正侧位和 2 种特殊体位(45°旋前位、45°旋后位)。

目前,越来越多地应用 Stecher 体位,即摄片时患手握拳尺偏,手腕及前臂平放于底片盒上。这是因为舟骨与腕关节并不在同个平面上,而是向掌侧倾斜 45°。Stecher 位腕关节背伸可使舟骨与 X 线平行;腕尺偏舟骨从关节窝完全伸展,与桡骨茎突距离加大,并使骨折间隙加宽,骨折线在 X 线片上清晰可见。侧位片上舟骨与其他腕骨重叠,仅凭侧位片很难确诊舟骨骨折,但有助于了解腕关节轴线的改变。

诊断舟骨骨折的同时应排除是否伴有其他骨折和韧带损伤,最常见的是桡骨远端和桡骨小头骨折。舟骨骨折合并桡骨远端骨折的发生率为 0.7%～6.5%,合并桡骨小头骨折发生率达 6%。随着关节镜技术在腕关节的广泛应用,发现舟骨骨折伴舟月骨间韧带损伤的发生率高达 35%,移位的舟骨骨折伴韧带损伤的发生率则更高。

舟骨有复杂的三维立体结构,单纯凭借 X 线片诊断舟骨骨折有一定的局限性。高达 25% 的舟骨骨折不能通过初次腕部 X 线片确诊。此外,通过 X 线片很难准确判断骨折的严重程度(如移位、粉碎性骨折等),不同的观察者得出的结论差别也较大。有作者建议对怀疑舟骨骨折而不能通过 X 线片确诊的患者行 CT、MRI 或同位素骨扫描,以确诊或排除舟骨骨折。

三、分型

舟骨骨折分型 Herbert 于指 Russe,主要根据 AO 的位置、折线的方向及稳定性分型。最常用的分型方法是 Herbert 分型、Russe 分型以及 AO 分型。Herbert 分型的依据是骨折的位置、稳定性以及骨折时间的长短(新鲜骨折小于6周)。最出 Herbert 分型是根据 X 线改变来分型,随着 CT 检查的广泛应用,Krimmer 等将 Herbert 分型进行了改良。Krimmer 等将舟骨骨折分为 A 型稳定骨折和 B 型不稳定骨折两大类;进一步细分为:A1 为舟骨结节骨折,A2 为舟骨中、远 1/3 无移位裂缝横形骨折,B1 为斜形舟骨骨折,B2 为移位或裂开的舟骨骨折,B3 为近 1/3 舟骨骨折,B4 为经舟骨月骨周围脱位。

Russe 分型将舟骨骨折分为水平型、横型及垂直型,很容易判断骨折的稳定性。水平型最稳定、横型次之、垂直型最不稳定。

AO 分型将舟骨骨折分为 A、B、C 3 个亚型。A 型:结节部撕脱型骨折,A1 为结节皮质撕脱骨折,A2 为结节较大块骨折,A3 为结节多块骨折;B 型:腰部骨折,B1 为横形骨折,B2 为斜形骨折,B3 为纵形骨折;C 型:多块骨折或粉碎性骨折,C1 为舟骨内侧关节面粉碎性骨折,C2 为舟骨外侧关节面粉碎性骨折,C3 为舟骨内外侧关节面粉碎性骨折。

四、治疗

舟骨骨折治疗的目的是在避免各种并发症的前提下最短时间内达到舟骨解剖愈合,尽早使腕关节的功能恢复正常,恢复患者的生活和工作。关于急性骨折的治疗,从手术到非手术,从固定体位、时限到固定范围,均存在很大分歧。但总的来讲,新鲜的稳定骨折以管型石膏外固定为宜,不稳定骨折以切开复位内固定为好,有时还需植骨。

(一)非手术治疗

保守治疗的前提是舟骨在石膏绷带内维持解剖复位位置。其适应证包括稳定无移位的舟骨腰部或远极骨折,不伴有其他骨及韧带损伤。相对禁忌证有近端骨折片小、同侧或对侧桡骨桡骨远端或肘部骨折、多发伤、亚急性损伤(超过6周)及月骨后倾。绝对禁忌证有不可复性移位、明显成角或月骨后倾及伴发月骨或月骨周围脱位。关于保守治疗舟骨骨折愈合率、固定时间、石膏类型和固定的位置存在颇多争议。许多学者建议先以长臂拇人字石膏固定6周,如需继续固定再使用前臂石膏直至骨折愈合。对远极骨折可采用短臂石膏,对近极骨折外固定需长达6个月。石膏固定的缺点:石膏固定带来的各种不适,长时间固定导致的关节僵硬、肌肉萎缩、骨质疏松以及长时间不能工作所带来的经济损失等。石膏固定期间需多次摄片复查,了解石膏固定期间舟骨的位置。

(二)手术治疗

手术方法和固定类型应依骨折部位和移位程度而定。通常舟骨骨折片明显掌屈意味着前缘粉碎骨折,最好经掌侧入路并植骨。对近极小骨片应行背侧入路内固定。若并发舟月韧带损伤或月骨周围脱位,多需要掌、背侧联合入路。

1.掌侧入路

掌侧入路需要在“C”臂 X 线机下,以舟骨结节为中心做 5~7cm 长曲棍球杆状切口,向近端延长至桡侧屈腕肌腱桡侧。切开腱鞘,将桡侧屈腕肌肌腱牵向一侧。继续沿腱鞘底层切开,并暴露侧外在韧带。经腕关节囊和韧带沿舟骨长轴做切口,用 4-0 线标记切口的韧带两端以便随后修复。暴露骨折,冲洗以去除血块等残余物。手法整复,用细克氏针固定远、近极作为操纵杆。

(1)内固定:选择一方面依骨折内在稳定性,另一方面视术者经验而定。内固定技术应由相对简单的克氏针到钢板,然后是配有标准和特制螺丝钉的髓内固定。由于舟骨的特殊形状和倾斜方向,术中很难将内固定物植入理想的位置,须勤奋练习。

(2)克氏针固定:克氏针是最简单的内固定物,当需要花更多时间处理同侧肢体多发伤而需快速处理舟骨骨折时,克氏针固定特别有用。瞄准桡骨远端的舟骨窝背侧钻入克氏针,经过骨折线后加压,然后透视核对钢针位置。第二根钢针与第一根钢针平行放置。在鱼际部皮下剪断克氏针,用非吸收缝线缝合桡腕韧带。用长臂石膏外固定、6周后改为短臂石膏直至完全愈合,X线片上有骨小梁桥接时即可拔除克氏针。

(3)Herbert螺丝钉:是一种自攻螺钉,中间是光滑的金属杆,两端是直径不同的螺纹,螺纹的间距也不同,通过直径不同的螺纹对骨折段起加压作用。舟骨-大多角骨关节内起点是放置螺钉的最佳部位,切口纵向延长经过舟骨-大多角骨关节,切开关节囊,使舟骨远极活动。用咬骨钳咬去小部分大多角骨扩大显露。用克氏针暂时固定,可防止骨片旋转。助手纵向牵引拇指以牵开桡腕关节,术者置夹具于舟骨远极背面,轻轻牵引、牢固安装导向夹具。然后用薄剥离器插入舟骨-大多角骨关节,将舟骨远极向掌侧撬起。夹具套筒就位后,术者以拇指加压骨折部。在套筒外读取所需螺钉长度,经夹具钻舟骨远、近极,轻叩配合,拧入螺丝钉。去掉夹具前透视检查螺丝钉位置,并确保螺丝钉完全埋入骨内。缝合关节囊,用拇人字石膏外固定4周。依骨折稳定情况,开始功能锻炼,但强度大的活动应延至8周以后。

(4)空心螺丝钉:新一代螺钉的共同特点是螺钉中间有孔,可插入导向克氏针,导向克氏针的直径0.8～1.1mm。切开复位后延舟骨长轴方向反复多次插入导针,直至位置满意为止,再沿导针钻孔、攻丝,拧入螺钉。

(5)经皮穿针内固定技术:在舟骨与大小多角骨之间的关节处切5～6mm的小切口,在高清晰度透视机下沿舟骨长轴方向插入导向细克氏针,然后钻孔、攻丝,钻入螺钉。此技术的手术适应证范围较以往扩大,许多可采用石膏外固定的舟骨骨折多采用经皮穿针内固定术,使创伤降至最低,术后不需外固定或者仅固定2～3d,即可使用患手进行非体力劳动。

(6)Freehand技术:也应用于临床,骨折切开复位后不用夹具,仅徒手钻孔,然后钻入Herbert螺钉。Freehand技术适用于Bl、B2型舟骨骨折。

2.背侧入路

从桡骨后唇远端1cm处做3cm长横切口,可很好显露简单的舟骨近极骨折。仔细辨认并保护背侧桡神经感觉支。在第2、3腱鞘上切开部分伸肌支持带并适当牵开,经桡侧伸腕长、短肌间隙即可很好显露骨折端。倒"T"形切开关节囊向远端掀开,避免伤及舟骨背侧嵴的主要血管穿支。

内固定:用长克氏针穿过远极,然后逆向固定直至针尖埋于关节软骨下。最好在鱼际皮下剪断克氏针。对较小、不稳定的近极骨折不宜用克氏针固定,而应采用髓内螺丝钉固定,用法与掌侧固定类似。

3.腕关节镜的应用

腕关节镜也应用于舟骨骨折的治疗。用螺钉微创内固定舟骨时,腕部插入关节镜,观察舟骨骨折复位固定的情况,观察螺钉头是否穿透舟骨近端。此外,腕关节镜可同时诊断是否伴有腕部韧带,特别是舟月骨间韧带损伤,并及时治疗。

（三）延迟愈合、不愈合及其治疗

Cambell 认为 40％舟骨骨折不愈合是由于受伤当时未能诊断出来造成的。手舟骨骨折缺血坏死的发生率为 30％～40％，最常见于近侧 1/3，与其血供有一定关系。也有一些舟骨骨折不愈合患者未进行任何手术干预，一段时间后自行愈合或无临床症状，故并非手术绝对指证。但要告知患者腕关节的退行性关节炎几乎不可避免，发展速度取决于移位程度、关节所受的慢性应力和活动量等。可以积极手术治疗，争取解剖复位和骨折愈合。手术原则为：保护血供、恢复腕骨排列和重建腕关节稳定。

植骨术治疗舟骨骨折 1937 年由 Matti 首先提出，背侧入路，清除骨折端硬化和纤维组织，扩大骨腔，填入松质骨，结果令人满意。1960 年 Russe 改良，掌侧入路，将松质骨植入骨折远近端，同样疗效良好。也有人行血管束植入、骨髓植入、软组织填塞等方法，或采用桡骨远端带筋膜蒂、肌蒂或血管蒂（桡动脉腕背支或茎突返支）的骨瓣移植，可加用或不加用内固定，结果令人满意，有时一次植骨失败，可再次手术。近侧小于舟骨 1/4 的骨块以及硬化、粉碎、严重移位或植骨失败的小骨块，且关节炎局限在桡骨茎突者，可采取手术切除近侧骨块。对于一些处理延误的患者，也可采用桡骨茎突切除来治疗桡腕关节炎。部分或全部舟骨切除虽然术后当时效果很好，但最终将发生腕关节紊乱。也有后期行舟骨置换记忆性关节炎患者行近排腕骨切除和关节融合术的报道。

还有一些如超声、电刺激等辅助治疗和基因治疗等方法仍处于实验或临床试验阶段，其疗效有待进一步评估。

第五节　腕月骨脱位

月骨居近侧列腕骨中线，与桡骨、尺骨、舟骨、钩骨、三角骨相邻。据统计腕骨脱位占全身关节脱位 0.4％，月骨脱位又仅占腕关节脱位的 15％，可见月骨脱位并非常见。

（一）解剖学基础

月骨外形比较规则，掌面观为四方形，侧面观为半月形。近侧凸面与桡骨下关节面构成关节，远侧凹面与舟骨共同拥抱头状骨，并有小部分与钩骨形成关节。月骨桡侧与舟骨以前上及后下两关节面相接触。月骨与舟骨、桡骨之间有坚强的腕骨间韧带相连。在尺侧月骨与三角骨形成关节，其内有三角骨与月骨腕骨间韧带相连。在月骨的掌侧及背侧各有腕骨间掌侧和背侧韧带连接于近侧及远侧的腕骨。月骨是腕骨中唯一掌侧宽而背侧窄的骨。当腕关节极度背伸位着地，由于月骨位于腕部的中心，体形又是掌宽背窄，加之桡骨远端关节面具有掌倾的特点，因此月骨受到头状骨与桡骨的挤压，被迫沿腕的额状轴急剧向掌侧旋转而致脱位。脱位时月骨背侧的韧带、舟月韧带及月三角韧带同时断裂。一般情况下，月骨旋转脱位多在 90°左右，严重者可旋转 180°。尽管如此，月骨掌侧韧带仍与桡骨前缘关系保持正常。

（二）临床表现和诊断

月骨脱位分掌侧与背侧脱位两种，后者少见。当月骨掌侧脱位时，可见腕部掌侧隆起，明显肿胀，屈指肌腱过于紧张而使手指不能伸直，腕关节呈屈曲位。握拳时第三掌骨头有明显塌陷,叩击该掌骨头时有明显疼痛。当合并正中神经压迫时,桡侧3个半手指感觉异常。陈旧性脱位有时可使屈指肌腱因磨损而出现断裂。X线片是诊断外伤性月骨脱位的重要依据。正位片上,远近两排腕骨正常排列的弧形线连续性中断,相互重叠,间隙不清,舟骨形态异常,出现"环形征",舟月骨间距增大,通常超过3mm。月骨由正常的四边形变为三角形,尖朝远侧,底朝近侧。侧位片上,桡骨与月骨、头状骨三者的轴线关系失常,正常情况下,三者排列在同一轴线上,月骨脱位时,可见头状骨与桡骨远端相关节,而月骨向掌侧移位至桡骨缘。月骨周围腕骨脱位时,月骨仍保持在桡骨远端关节面中央,而头状骨伴随周围腕骨向后或向前脱出于月骨关节面。如伴有腕骨骨折,除了正侧位片,有时还需要行特殊体位片摄片。

(三)治疗

月骨脱位,即使旋转180°,未必就一定会发生缺血性坏死,因为位于掌侧韧带内的滋养血管多保持连续性,月骨仍可由此获得血液供应,所以复位是治疗月骨脱位的首选方案。

1.闭合复位外固定

新鲜的外伤性月骨脱位,一经确诊,应及早在臂丛麻醉下行手法复位,持续牵引增加头状骨与桡骨之间的距离,用双手握持关节并稳定月骨,然后使关节先背伸后掌屈,背向推挤月骨,掌向推挤周围腕骨。长臂石膏托将腕关节固定于30°屈曲位、前臂和手旋前位。4~6周拆石膏,开始功能练习。

2.闭合复位经皮穿针内固定

经皮穿针应在影像增强器监视下进行,以免穿针方向有误。穿针固定后,还需用长臂石膏托将腕关节固定于屈曲位,以利于韧带愈合。6~8周拔针开始功能练习。

3.切开复位克氏针内固定

对手法复位失败或伴有腕骨骨折的病例则早期行切开复位内固定术。手术多选掌侧切口,切开屈肌支持带,牵开屈指肌腱,然后将月骨复位。操作过程中,注意保护附着在月骨掌侧的软组织结构,以免损伤血管导致月骨缺血坏死。对复位困难的陈旧性脱位,可于背侧再做一切口,以松解腕骨间挛缩的软组织、清除占据月骨原有位置的肉芽组织。月骨一经复位便须矫正舟月分离及骨折移位。用多根克氏针固定,并修复关节囊及韧带。术后用石膏托外固定。

4.月骨切除、肌腱充填

对掌背侧韧带均断裂,与周围骨骼完全失去连接的月骨脱位以及切开也无法复位的月骨脱位,如果关节软骨无明显损伤,可行月骨切除和肌腱填充术。关节若有不稳定,应加做舟大小多角骨间融合。术中认真修复关节囊及韧带。术后用石膏托将腕关节固定于中立位或掌屈位,6~8周开始主动活动。

5.近排腕骨切除、腕关节融合

用于关节软骨损坏严重的脱位。近排腕骨切除术后虽也保留部分运动度,但关节高度会有所减小。腕关节融合术用牺牲运动来换取疼痛症状的缓解和消失。

第六节　腕骨脱位

一、解剖学基础

腕关节是一个结构复杂的复合关节,由桡腕关节、腕掌关节及腕骨间关节组成其运动的灵活性和稳定性是其发挥正常功能的基础。腕骨由 8 块小骨组成,排成远近两列,每列有 4 块,近列自内向外分别为手舟骨、月骨、三角骨及豌豆骨,除豌豆骨外,均参与桡腕关节的组成。远列自内向外分别为大、小多角骨、头状骨和钩骨,均参与腕掌关节的组成。所有腕骨并非排列在一个冠状面上,而是构成一个掌侧面凹陷的纵行浅沟,即腕骨沟。腕骨沟的内外侧各有隆起,称为腕尺侧隆起和腕桡侧隆起,前者由豌豆骨和钩骨钩组成,后者由手舟骨结节和大多角骨结节组成。腕横韧带横跨于腕骨沟的内外侧隆起上,形成腕管,有指屈肌腱和正中神经等通过。

腕骨属于短骨,每块腕骨(豌豆骨除外)大致呈立方体,有 6 个面,腕骨的前面和后面比较粗糙,有韧带附着。除了手舟骨和月骨前面宽后面窄以外,其余各骨均后面宽前面窄。各个腕骨的相邻关节面均附有软骨,参与关节的构成。这些短骨构成的关节运动复杂,幅度较小。腕骨在结构上与长骨两端的骨骺相似:内部为松质骨,表面覆以一层极薄的密质骨;腕骨内红骨髓在长骨内红骨髓变为黄骨髓后继续保留若干年。

二、损伤机制

月骨周围脱位及月骨脱位占腕部损伤的 10%,发生的机制是使腕关节过度背伸、尺偏及腕中部旋转的暴力所致。在迫使腕关节过度背伸的轴向暴力作用下,关节掌侧结构承受张力面背侧部被压缩、承受剪力,尤其是在关节过度背伸时。腕骨脱位的类型、范围不但与暴力的强弱、合力的方向、作用的部位及时限有着密切的联系,而且与关节在受伤时的体位也有关联,如引发腕舟骨骨折的暴力持续作用则可导致经舟骨-月骨周围脱位的发生。腕骨脱位亦可发生于屈曲暴力、扭转暴力及挤压、打击等直接暴力,但相对少见,具体发生机制在各章中详细叙述。

三、临床分型

临床上经治的腕骨脱位的类型较多,有时并发腕骨、掌骨基底、桡尺骨远端的骨折。在不同的损伤机制作用下,任何腕骨都有脱位的可能,但最常见的是单纯的月骨脱位和月骨周围脱位(包括经舟骨-月骨周围脱位),其他腕骨脱位较少见。

四、月骨周围脱位

(一)损伤机制

舟月骨周围的腕骨呈现相对于桡骨远端的背向或掌向移位,与月骨及桡骨远端的正常关系丧失,而月骨与桡骨的解剖关系正常。月骨周围脱位多为背侧脱位,且常并发有腕骨或桡尺骨远端的骨折,如舟骨、头状骨骨折等。此症是由于外伤时手掌着地,手离开身体,暴力直接对着手掌部,腕关节背伸、尺偏所致。此时,头状骨与月骨间的掌侧韧带及关节囊断裂(背侧韧带完好），或者导致头状骨、钩骨和三角骨骨折，头状骨、钩骨和三角骨（或是其各自的远侧骨折段）与月骨分离，并与舟骨一起向背侧脱位。

（二）临床表现及诊断

有明确的腕关节背伸外伤史，腕关节疼痛、局部肿胀，腕关节前后径增厚变圆，压痛的范围较单独的骨折广泛，功能障碍，手指常呈屈曲状，有典型的正中神经受压症状。X线片：正位片可见腕骨弧线中断，头状骨与月骨、桡骨与舟骨影像重叠区域加大，腕中关节间隙消失，舟月骨间关节间隙变宽。侧位片可见舟骨掌屈、纵轴与桡骨纵轴接近垂直，月骨与桡骨远端解剖关系正常，桡月关节间隙无明显的不对称，其余腕骨向背侧或掌侧脱位，其中头状骨最明显。腕关节长度变短，月骨本身影像仍正常。

（三）治疗

本病无论是开放性或是闭合性损伤，尽可能及早处理，防止血管、神经受压时间过长所造成的并发症。首先纠正脱位及恢复桡骨远端、月骨与周围腕骨间的正常解剖关系，然后矫正骨折移位、舟月骨或月三角骨分离。

手法复位应掌握在1周以内。复位要点：先在局麻或臂丛麻醉下前臂旋前位持续牵引，3～5min后，逐渐屈曲腕关节，术者再由背侧向掌侧推挤按压脱位的腕骨（以头状骨为主），只要头、月骨关系恢复正常，其他的脱位和骨折即可复位。复位后用长臂石膏固定在屈腕30°位，2周后改为中立位，共固定4周，解除石膏后进行功能锻炼。部分月骨周围脱位病例在手法复位后不稳定，舟月骨分离及骨折移位有复发可能性，在复位成功后可经皮穿针固定腕骨，然后再行石膏外固定以加强稳定性。对于手法复位失败或陈旧性脱位则必须进行手术切开复位治疗，根据病情采用背侧或掌侧入路，复位后用克氏针或螺钉固定，并修复损伤的关节囊和韧带，术后固定同闭合复位。

少部分陈旧性月骨周围脱位因组织挛缩等原因，即使经切开复位也难以达到理想效果，或者软骨损伤严重的脱位，术后往往遗留关节畸形、功能障碍、疼痛，可行一期或二期行关节融合术。

五、月骨脱位

临床上分为掌侧脱位和背侧脱位，背侧脱位极少见，下面以掌侧脱位为主进行介绍。

（一）损伤机制

月骨外形比较规则，掌面观为四方形，侧面观为半月形。进侧凸面与桡骨下关节面构成关节，远侧凹面与舟骨共同拥抱头状骨，月骨与舟骨、桡骨之间有坚强的腕骨间韧带相连。

月骨是腕骨中唯一掌侧面宽而背侧窄的腕骨。当腕关节极度背伸位着地，由于月骨位于腕部的中心，体型又是掌宽背窄，加之桡骨远端关节面具有掌倾的特点，在上述暴力的作用下，月骨受到头状骨与桡骨的挤压，被迫沿腕的冠状轴急剧向掌侧旋转，月骨背侧的韧带、舟月韧带及月三角韧带相继撕裂和断裂，周围腕骨向背侧脱位，而月骨被挤压发生掌侧脱位。

（二）临床表现及诊断

临床上可见腕部掌侧隆起，明显肿胀，屈指肌腱过于紧张而不能伸直，腕关节呈屈曲位，运动功能明显受限，握力下降。握拳时第三掌骨头有明显塌陷，叩击该掌骨头时有明显疼痛。当腕管内压力增高合并正中神经压迫时，桡侧三个半手指感觉异常。陈旧性脱位时常可出现屈指肌腱受摩擦而出现断裂。

(三)X线片表现

正位平片可见月骨由四方形变为三角形,其三角形尖朝远侧,而底朝向近侧,月骨与三角骨及舟骨间空隙隙增大。侧位片显示桡、月、头三者之间的正常轴线丧失,月骨远侧凹形的关节面与头状骨分离而转向掌侧,凸形的近侧关节面朝向背侧,整个月骨掌屈度超过 90°。

(四)治疗

月骨血供比较丰富,有来自桡动脉、尺动脉、骨间掌侧动脉和掌深弓返支的分支,伴随掌、背侧韧带进入月骨。当月骨掌侧脱位时,仅背侧韧带损伤,而掌侧韧带正常,血供正常。如果能及时复位,月骨血供没有问题,一般不会出现月骨坏死。对新鲜的月骨脱位一经确诊应早期给予手法复位,在臂丛麻醉下背伸腕关节持续牵引增加头状骨与桡骨之间的间隙,术者用拇指向背侧按压脱位的月骨使其复位。经摄片证实已复位后,用石膏夹固定患腕于掌屈 45°位,2周后改为中立位固定,共固定 4 周,解除固定后进行功能锻炼。

对闭合复位失败、超过 3 周的陈旧性脱位,以及合并正中神经嵌压、屈指肌腱断裂的患者,需行切开复位内固定术。手术多采用掌侧切口,切开屈肌支持带,牵开屈指肌腱,然后将月骨复位,适当用克氏针固定,并修复关节囊和韧带。术中注意保护月骨掌侧附着的软组织,以免月骨坏死的发生。术后再用石膏托外固定,固定体位和时限与月骨周围脱位相同。

对于完全脱位(掌背侧韧带完全断裂)的月骨,以及陈旧骨折切开无法复位的脱位,如关节软骨无明显损伤,应予以摘除并肌腱充填,术后腕关节在功能位固定 3 周,拆除固定后进行功能锻炼。

六、经舟骨的腕骨脱位

经舟骨的腕骨脱位临床上较少见,发生机制与月骨周围脱位相似(患者前伏跌倒,前臂旋前位手掌着地,腕关节极度背伸),伴有舟骨骨折,舟骨远端随同头状骨等向背侧移位,而舟骨近段和月骨与桡骨保持正常关系,常伴有正中神经压迫症。

腕关节外伤后出现腕部肿胀、畸形、鼻烟壶处压痛,伴有不同程度的腕部拇、示、中指麻木、疼痛,腕部 Tinel 征阳性。诊断主要依靠腕部 X 线检查,正位片示正常平行的腕骨间间隙消失或增宽,相应腕骨重叠或分离,可见舟骨骨折线,必要时可加摄腕关节侧位片。

确诊后即给予手法复位,整复方法与月骨周围脱位基本相同,复位后用短臂石膏管连同拇指固定于微屈腕位置,3 周后改为功能位置,按舟骨骨折治疗。如新鲜骨折脱位手法复位失败或陈旧性脱位,需行切开复位内固定治疗,舟骨需同时植骨。如脱位时间过长无法手术复位者,需行腕关节融合术。

第七节 掌骨骨折

一、第一掌骨基底部骨折

(一)概述

1882 年,爱尔兰外科医生 Edward H. Bennett 描述了经第 1 掌骨底的关节内骨折。该骨折容易牵引复位,但难以维持复位。如治疗不当,往往形成一个疼痛而僵硬、畸形的关节,影响手部的功能。

骨折通常由直接暴力引起,多是位于基底部 1cm 内的横形或粉碎性骨折。骨折近端由于受拇长展肌的牵拉,向桡骨背侧移位,骨折远端拇长屈肌和拇内收肌的牵拉,向掌尺侧移位,骨折部向背侧桡侧移位。

(二)临床分型

第一掌骨基底部骨折,根据其骨折线是否与关节相通,可分为:

1.不通关节的拇指掌骨基底部骨折

其骨折在腕掌关节以外,位于第 1 掌骨基底 1cm 处,多为横形或粉碎性骨折。

2.通关节的拇指掌骨基底部骨折(又称第 1 掌骨基底部骨折脱位,Bennett 骨折)

其特点是第 1 掌骨基底部斜形骨折,骨折线通过关节,同时合并有腕掌关节脱位。

(三)临床表现

患者有外伤史,且拇指腕掌关节的桡背侧明显突出,有压痛,拇外展、内收、对掌等运动均受限。X 线片有助于明确诊断及分型。

骨折近端受拇长展肌的牵拉向桡侧背侧移位,骨折远端受拇长屈肌及拇内收肌的牵拉,向掌侧尺侧移位,骨折部向背侧桡侧成角畸形。这是由于骨折远端起杠杆作用的力臂较长,加上拇腕掌关节周围肌肉肌腱的力臂作用以及关节囊与周围韧带的损伤等。

(四)治疗

1.闭合复位外固定

此种骨折复位容易,固定困难。在局麻下(或不用麻醉),向外展位牵引拇指,同时加压于掌骨基底桡背侧,骨折容易复位,但放松牵引后也极容易再移位,需用外固定方法维持复位后的位置。可选用石膏固定、弓形夹板固定、塑形铝板固定、外展弹性牵引夹板固定或绷带卷外固定。

2.闭合复位经皮内、外固定

具备适当的技术条件,手法复位后外固定不满意时,可使用经皮钢针内固定、经皮穿针外固定治疗,或者行外固定器治疗。

3.切开复位内固定

对于闭合复位失败或陈旧性切开复位内固定治疗。应用 2 根钢针交叉固定、螺钉或微型钢板或骑缝钉内固定。

综上所述,第 1 掌骨基底部骨折治疗方法较多,但归纳起来不外乎以上三大类。手法复位外固定治疗具有操作简便、无创伤的优点,但稳定性差,尤其对 Bennett 骨折;闭合复位经皮穿针内固定具有操作简单、固定可靠、疗效优良的优点,其与切开复位内固定进行对照治疗观察结果显示,两者疗效基本相近;外固定器治疗稳定性良好,调节方便,固定阶段只局限于骨折段,对相邻关节活动无明显影响,尤其对粉碎性骨折和复合性骨折的治疗,有独到之处;切开复位内固定具有骨折复位满意、固定可靠、允许早期活动的优点,但会增加切口感染的机会,损坏骨折端血液循环,不利于骨折愈合。

二、Rolando 骨折

1910 年,Rolando 描述了一种累及第 1 掌骨底的 Y 形骨折,该骨折不引起如 Bennett 骨折中的骨干移位。由于这些骨折或关节内大多角形骨折后可能产生创伤性关节炎,因而准确复位非常重要。多数骨折通过牵引即可复位,开放或闭合穿针予以固定。如果关节内骨折片足够大,一些作者建议进行切开复位和微型"T"形钢板内固定。

三、第 2、3、4、5 掌骨骨折

1.掌骨头颈骨折

掌骨头关节内骨折多因挥拳击打硬物常致第 4 与第 5 掌骨头骨折;而多发性骨折常是挤压的结果。对掌骨头关节内骨折需要切开复位与内固定,特别是在关节面移位、产生关节不匹配时。这些情况应该采用克氏针固定。对于掌骨颈骨折进行手法复位时,应避免伸指牵引,防止掌骨头向掌侧旋转,增加畸形致复位困难。正确的手法是在掌指关节屈曲 90°下牵引复位。如复位后不稳定,则考虑交叉克氏针或微型钢板内固定。

2.掌骨干骨折

多由直接暴力所致,严重暴力可致多发掌骨粉碎骨折或腕掌关节脱位等。由于骨间肌、蚓状肌和屈指肌的牵拉,骨折端常背侧成角移位。对掌骨干骨折通常最好采用闭合方法治疗,如有多个掌骨骨折且伴有开放性软组织创伤时,则有内固定指征。复位时,牵拉患指,按压背侧成角的骨端即可复位,用包括近节指骨的屈指位石膏外固定 4~6 周。复位标准:第 4、5 掌骨可允许轻度背侧成角移位,而第 2、3 掌骨成角畸形必须纠正;如无成角和旋转移位,<0.5mm的缩短移位对手功能无明显影响。对不稳定或多发骨折,可根据骨折类型,选择螺钉、克氏针、微型钢板等内固定方法。适用于少数掌骨干骨折的另一个方法是经皮穿针。将掌指关节极度屈曲,用 1 根克氏针穿入掌骨头,达到骨折处。在影像增强器的协助下调整克氏针,将骨折复位,如刚才所述将克氏针从腕背侧穿出。回抽克氏针,使其远端恰好位于掌指关节近侧,术后用石膏保护 4~6 周。

3.掌骨基底部骨折

多属直接暴力损伤,因掌骨间韧带的连接,骨折移位多不显著,可行石膏外固定 4~6 周。如存在明显移位、脱位等不稳定情况,可行闭合或切开复位克氏针固定。

第八节　指骨骨折

一、近节指骨骨折

骨折近端受骨间肌的牵拉,向掌侧移位,远端手指伸肌的牵引而向背侧移位,形成向掌侧成角畸形,骨端正好顶在屈肌肌腱上,如不复位将阻碍肌腱滑动而形成粘连。手法复位后,于屈曲位固定 4~6 周。对不稳定骨折或涉及指骨头关节面较大者,可切开复位行克氏针或钢板固定。

二、中节指骨骨折

位于指浅肌腱止点近侧骨折,远端受指浅肌腱牵拉,骨折远端掌屈,近端受伸肌腱牵引向背侧移位,骨折向背侧成角;止点远侧骨折,近端被指浅肌腱牵拉向掌侧移位,骨折向掌侧成

角。治疗仍为手法复位,对止点远侧骨折,手指于屈曲位固定;对止点近侧骨折,患指于伸直位固定,时间均为4～6周。必要时切开复位内固定。

三、远节指骨骨折

多为直接暴力所致的粉碎性、横形或纵形骨折。按部位分为甲粗隆骨折、骨干和基底部骨折。对于闭合型甲粗隆骨折,因周围软组织的支撑,多无移位,无须特殊处理。对开放型骨折,可清除部分碎骨块,重点修复软组织损伤,修复甲床等,术后用铝托固定2周后功能锻炼。对无移位骨干骨折可用铝托固定6～8周;有移位者,可手法复位后再外固定。对开放性、手法复位失败、不稳定骨折应进行克氏针内固定术。

四、末节指骨基底部骨折

末节指骨基底部背侧为伸指肌腱的附着点;掌侧为指深屈肌腱止点;基底部两侧为侧副韧带的附着部。直接或间接暴力均可导致该部骨折,根据是否涉及关节面,分位关节内骨折和关节外骨折,前者多为直接暴力所致,后者多由间接暴力引起。对于新鲜背侧伸指肌腱止点撕脱骨折,有"锤指"畸形,且骨块较小者,可将近侧指间关节屈曲60°,远侧指间关节过伸位铝托固定6周,进行患指功能锻炼,或直接行止点重建手术;对于骨块较大超过基底关节面1/3者,应切开复位用克氏针内固定,铝托固定6～8周;对基底部掌侧指深肌腱止点撕脱骨折,骨块较大,移位明显者,直接行切开复位钢丝内固定或骨块切除止点重建术;对于侧副韧带附着处的侧方撕脱骨折,因骨折块大都不大,于患指伸直位外固定3～4周即可。

第九节　手指关节脱位及韧带损伤

一、掌指关节脱位及韧带损伤

1.掌指关节侧副韧带损伤

拇指掌指关节因与其他4指相比较具有的特殊结构和功能,侧副韧带损伤较其他4指多见,常因过伸、侧向及旋转暴力而发生。尺侧损伤较桡侧损伤多见,伤后局部肿胀疼痛,无力,活动受限,与致伤方向相同的应力,可诱发剧烈疼痛。X线摄片多正常,也可伴有侧方撕脱小骨片。应力外展或内收位,可见损伤侧关节间隙增宽或半脱位。对于不完全韧带损伤,关节侧向无异常动度,关节稳定者,于伸直位用石膏托外固定3～4周。对于不稳定者或撕脱块较大、移位明显者,应进行行急症手术修复。对于延误治疗,症状明显,且对症治疗半年无效者,择期行侧副韧带重建术。第2～5指的掌指关节侧副韧带损伤较少见,且因邻指及手内肌的支持,除急性疼痛外,多无症状,无关节不稳,一般无须手术。

2.掌指关节脱位

常见于拇指和示指,脱位后指骨向背侧移位,掌骨头突向掌侧,形成关节过伸位畸形,示指脱位后常偏向尺侧,指间关节半屈曲,由于掌骨颈部突破关节囊后,卡在纵裂的关节囊以及屈指肌腱和蚓状肌之间,往往造成复位困难。如手法复位失败,即行手术切开复位,术后于功能位用石膏托外固定3周。

二、指间关节脱位及韧带损伤

1.近侧指间关节脱位及韧带损伤

近侧指间关节侧副韧带损伤包括韧带部分的部分或完全断裂以及附着部的撕脱损伤,3周内的损伤为急性损伤,超过3周的为慢性损伤。急性不完全性侧副韧带损伤,伤后表现为关节肿胀、疼痛,主动伸屈受限,关节两侧压痛,但常以一侧明显。治疗:患指于功能位指托外固定4～5周。对于慢性不完全侧副韧带损伤,常因延误治疗或早期治疗不当致结缔组织增生,出现不同程度的梭形肿胀以及屈曲受限,疼痛多不明显。治疗应采用局部热敷、理疗、适当功能锻炼等。

急性侧副韧带完全断裂者肿胀、疼痛明显,侧方多不稳定,活动受限。如背侧肿胀、压痛明显,主动伸指丧失,提示背侧伸指肌腱中央束断裂;如掌侧肿痛明显,且近侧指间关节背侧过伸幅度增加,则提示掌板撕裂。出现此类情况,应及时手术治疗。对慢性完全断裂,择期行侧副韧带重建术。

2.远侧指间关节脱位及韧带损伤

远侧指间关节的脱位和韧带损伤多由于直接暴力所致,常为开放性损伤,且伴骨折,如末节指骨基底部的撕脱骨折或粉碎骨折等。对闭合性损伤,应手法复位,用铝板固定3～4周,然后进行功能锻炼。对于开放性损伤,彻底清创后行手术修复,对并发骨折应一并予以处理。术后根据具体情况采用外固定保护。

第二章 关节损伤

第一节 肩关节脱位

肩关节脱位(盂肱关节脱位)是全身大关节脱位中最常见的部位。

一、肩关节脱位的分类

根据关节不稳定的程度可以分为肩关节脱位和半脱位,关节脱位是指肱骨头与肩盂关节面完全分离,不能即刻自动复位。而肩关节半脱位是肩关节活动至某一位置的瞬间,肱骨头与盂的关系发生一定程度的错位,产生一定的症状,并可自动恢复到正常的位置。患者有时可感到肩关节有暂时的错动不稳的感觉,此种疾患可发生于原始肩脱位治疗后、手术治疗后。也可伴发于复发性肩脱位。

根据关节脱位的时间及发作的次数可分为新鲜脱位、陈旧脱位和复发脱位等。文献中有的将脱位时间超过 24h 者称为陈旧性脱位。但从创伤病理变化以及治疗方法考虑,将脱位时间超过 2～3 周者称为陈旧性脱位较为合理。

复发性肩脱位是指原始创伤脱位复位后的一段时间内(一般在伤后两年以内),肩部受轻微的外力或肩关节在一定位置活动中即又发生脱位。而且在类似条件下反复发生脱位时称为复发性脱位。

根据肩关节不稳定的方向可分为前脱位、后脱位、上脱位及下脱位等。

前脱位是最为常见的肩关节脱位类型,约占肩关节脱位的 95% 以上。直接外力虽可造成肱骨头脱位,但主要发生机制是肩外展、后伸伴外旋的外力,由于肱骨头的顶压,造成前关节囊和韧带以及盂唇软骨的损伤,外力继续作用可使肱骨头脱向前方。常伴有肱骨大结节或肩袖的损伤。根据肱骨头脱位后的位置不同,前脱位又可分为如下几种类型。

喙突下型:肱骨头脱位至喙突下方。

盂下型:肱骨头脱向前下,位于盂下缘。

锁骨下型:肱骨头脱位后向内侧明显移位,至喙突的内侧、锁骨下方。

胸内脱位型:是较为少见的类型。肱骨头移位通过肋间进入胸腔。常合并肺及神经、血管损伤。

后脱位是较为少见的损伤。发生率约占肩关节脱位的 1.5%～3.8%。当肩关节在内收、内旋位肱骨遭受由下向上的轴向外力时,可造成盂肱关节后脱位。

此外当癫痫发作、电休克治疗时,由于肌肉痉挛收缩也可造成关节脱位。肩部内旋肌群的肌力(胸大肌、背阔肌及肩胛下肌)明显强于外旋肌群的肌力(冈下肌、小圆肌),因此发生后脱位的概率高于前脱位。

直接外力作用于肩前方也可造成后脱位。

后脱位造成后方关节囊以及盂唇软骨的损伤,常合并小结节骨折。后脱位又可分为肩峰下脱位(占后脱位的98%)、后方盂下脱位及肩胛冈下脱位。

肩关节下脱位是罕见的脱位类型。发生机制为肩部遭受过度外展的外力,使肱骨颈与肩峰顶触并形成一个支点,将肱骨头自关节囊下方撬出关节。使肱骨头关节面顶端向下,头绞锁于盂窝下,肱骨下端竖直向上。因此也称为垂直脱位。常合并有严重的软组织损伤。

上脱位是更为罕见的脱位类型。外伤机理是肩在内收位遭受向上方的外力引起。肱骨头向上移位,可造成肩峰、锁骨、喙突或肱骨结节的骨折,以及肩锁关节、肩袖和其他软组织损伤。

二、临床诊断

对疑为肩关节不稳的患者应详细询问有关的病史。应了解是否为第一次发作,以及首次发作的时间。首次脱位年龄越小者,以后成为复发脱位的发生率越高。年龄20岁以下的患者,首次脱位以后变成复发脱位的发生率为80%~95%。其次应询问致伤外力的大小以及外伤机理。复发脱位发生率与原始损伤程度成反比。轻微外力即造成脱位者,说明肩关节稳定因素有缺陷,易转化为复发不稳定。而严重外伤引起脱位者,由于软组织损伤较重,经修复形成瘢痕组织,可使盂肱关节变得更为稳定。

外伤的原因、外伤时肩关节的位置以及外力作用的方向,有助于对以往脱位方向的分析。此外有无原始脱位的病历资料、X线检查,是否易于复位,都有助于对盂肱关节不稳定的分析判断。

急性前脱位的临床表现为肩部疼痛、畸形、活动受限、患者常以健手扶持患肢前臂、头倾向患侧以缓解疼痛症状。上臂处于轻度外展、外旋、前屈位。肩部失去圆钝平滑的曲线轮廓,形成典型的方肩畸形。患肩呈弹性固定状态位于外展约30°位。试图任何方向的活动都可引起疼痛加重。触诊肩峰下空虚,常可在喙突下、腋窝部位触到脱位的肱骨头。患肩不能内旋、内收。当患肢手掌放在对侧肩上,患肢肘关节不能贴近胸壁。或患肘先贴近胸壁,患侧手掌则不能触及对侧肩,即所谓的Dugas阳性体征。

诊断脱位时应注意合并肱骨颈骨折和结节骨折的可能。大结节骨折的发生率较高。此外应常规检查神经、血管。

陈旧性肩脱位的体征基本同于新鲜脱位,唯肿胀、疼痛较轻,依脱位时间长短和肢体使用情况不同,肩关节可有不同程度的活动范围。肩部肌肉萎缩明显,尤以冈上肌及三角肌为著。

陈旧性肩关节前脱位的病理改变是在新鲜脱位病理损伤基础上,随着时间的迁延,一些损伤组织得到修复,一些组织由于废用和挛缩发生了相应的继发病理改变。

1.关节内和关节周围血肿机化,形成大量纤维瘢痕组织填充肩盂,并与关节囊、肩袖结构和肱骨头紧密粘连,将肱骨头固定于脱位的部位。

2.关节周围肌肉发生废用性肌肉萎缩,关节囊、韧带和一些肌肉发生挛缩并与周围组织粘连。以肩胛下肌、胸大肌及肩袖结构尤为明显。

3.原始损伤合并肱骨大结节骨折者,可发生畸形愈合。骨折周围可有大量骨痂以及关节周围骨化。

4.关节长期脱位后,肱骨头及肩盂关节软骨发生变性、剥脱、关节发生退行性改变。

5.肱骨上端、肱骨头以及肩盂由于长期失用,可发生骨质疏松,骨结构强度减低。

以上病理改变增加了闭合复位的困难,脱位时间越久,粘连牢固程度越重,越不容易复位。强力手法复位,不但易于造成肱骨上端骨折,而且由于臂丛神经及腋部血管与瘢痕组织紧密粘连,也易造成损伤。即使采用切开复位,也需由有经验医师谨慎操作。

急性后脱位的体征一般不如前脱位明显、典型。很容易造成误诊。因此肩关节后脱位有"诊断的陷阱"之称。容易形成误诊或漏诊有如下几方面的原因:

1.肩后脱位绝大多数为肩峰下脱位,而这种类型的脱位没有前脱位时明显的方肩畸形以及肩关节弹性绞锁现象。患侧上臂可靠于胸侧。

2.只拍摄前后位X线片时,X线片中肱骨头没有明显脱位的表现。骨科医师只依赖于正位片表现排除了脱位的可能是造成误诊的主要原因。

3.X线片上发现一些骨折,并主观认为这些损伤就是引起肩部症状的全部原因从而不再认真检查主要的损伤。

4.肩关节后脱位是较为少见的损伤,一些医师缺乏体检和诊断的经验,因此易于误诊。

下方脱位的临床体征非常明显、典型。上臂上举过头,可达 $110°\sim160°$ 外展位。因此也称为竖直性脱位。肘关节保持在屈曲位,前臂靠于头上或头后。疼痛症状明显。腋窝下可触及脱位的肱骨头。常合并神经、血管损伤。在老年人中多见。

上方脱位时上臂在内收位靠于胸侧。上臂外形变短、肱骨头上移,肩关节活动明显受限。活动时疼痛加重。易合并神经、血管损伤。

外伤后怀疑有肩关节脱位时,需拍摄X线片确定诊断。以明确脱位的方向、移位的程度、有无合并骨折。更为重要的是明确有无合并肱骨颈的骨折,不能将其相混临床典型的体征做出脱位的诊断,更不能不经X线检查就采取手法复位治疗。否则不仅复位会遇到困难,也有可能造成医源性骨折,使治疗更为复杂、困难,形成医疗上的纠纷。

由于肩胛平面与胸壁平面有 $30°\sim45°$ 成角,因此通常的肩正位片实际是盂肱关节的斜位片。肱骨头与盂有 6/8~7/8 相重叠,肩峰下后脱位时肩正位X线片常给以正常表现的假象。从而使经验不足或粗心大意的医师落入"诊断的陷阱"之中。实际在肩关节正位X线片中肱骨头与肩盂大部分相重叠,形成一椭圆形阴影。头关节面与盂前缘的影像均为光滑弧形曲线,彼此成平行关系。头关节面影像与盂前缘影像之间的距离较小。

而肩峰下后脱位时,由于肱骨头内旋并移向盂的后外上方,因此在正位X线片上的影像发生一定的改变。肱骨头与肩盂重叠的椭圆形阴影明显减少或消失。由于上臂内旋畸形,大结节影像消失,小结节影像突向内侧,因此肱骨头关节面内缘的影像不再是光滑的弧形曲线,与盂前缘弧形失去平行关系。头关节面与盂前缘距离增宽。给以盂窝空虚的外形。头关节面与盂前缘距离>6mm 时,则高度可疑为后脱位。后脱位时,由于上臂处于内旋位,颈干角的投影减少或消失,从而使头、颈的轴线在一条直线上。

肱骨头后脱位时,肱骨头的前内侧被盂后缘嵌压形成压缩骨折。在X线上显示为一平行于盂后缘的密度增高的弧形线,其内侧为相对密度减低区,后脱位时有75%的发生率。

由于普通肩前后位X线片易于漏诊肩关节后脱位的诊断,因此目前建议对肩部骨折脱位采用创伤系列X线片投照,即肩胛面正位、肩胛侧位和腋位。肩胛面正位片投照时,将片匣与肩胛骨平面平行放置,X线垂直投照,中心指向喙突。正常肩关节的影像表现为头的关节面与盂关节面相平行,显示有关节的间隙。肩关节脱位时,头盂之间的间隙消失,出现重叠影像。

肩胛侧位像是盂肱关节的真正侧位投影。正常肩关节影像为肱骨头位于盂窝中央。肱骨头脱位时,在肩胛侧位上可清楚显示前、后的移位。

腋位X线片也是盂肱关节的侧位投影,对于盂肱关节的骨折或脱位可以提供更为清晰、明确的影像。可清楚显示头与盂的前后关系以及肱骨头、结节的骨折。

新鲜肩部损伤患者因为疼痛往往不能使患肩外展达到需要的角度,因此影响腋位片的拍摄。可采用改良腋位投照。不需外展上臂,可仰卧位拍照,也可采用站立位,身体向后仰斜30°位拍照。也称为Velpeau腋位。

有时也可采用穿胸位X线片为诊断盂肱关节的损伤。拍片时患肩侧方贴近片匣,健侧上臂上举过头,X线自健侧通过胸廓投照。所得影像为肩关节的斜位片。肩胛骨腋窝缘与肱骨上端后内缘的影像形成一光滑的弧形线,称为Moloney线,肱骨头前脱位时,由于头向前移,肱骨头外旋,使颈干角及肱骨颈的轮廓充分显现,因此在穿胸位X线片上Moloney顶端弧线增宽。而后脱位时,由于肱骨头及颈向后上方移位,因此使Moloney弧形变窄,顶上变尖。

必要时行CT检查可清楚显示盂肱关节脱位的方向以及合并的骨折。

三、治疗

(一)新鲜肩脱位

新鲜肩脱位的治疗原则应当是尽早行闭合复位。不仅可及时缓解患者痛苦,而且易于复位。一般复位前应给予适当的麻醉。复位手法分为以牵引手法为主或以杠杆方法为主两种。一般以牵引手法较为安全。利用杠杆手法较易发生软组织损伤及骨折。

新鲜前脱位常用如下几种方法复位:

Hippocratic复位法:是最为古老的复位方法,至今仍被广泛应用。只需一人即可操作。患者仰卧位,术者站于床旁,术者以靠近患肩的足蹬于患肩腋下侧胸壁处,双手牵引患肢腕部,逐渐增加牵引力量,同时可轻微内、外旋上肢,解脱头与盂的绞锁并逐渐内收上臂。时常可感到肱骨头复位的滑动感和复位的响声。复位后肩部恢复饱满的外形。此时复查Dugas征变为阴性,肩关节恢复一定的活动范围。

Stimson牵引复位法:患者俯卧于床上,患肢腕部系一宽带,悬2.268kg(5磅)重物垂于床旁。根据患者体质量及肌肉发达情况可适当增减重量。依自然下垂位牵引约15min。肩部肌肉松弛后往往可自行复位。

有时需术者帮助内收上臂或以双手自腋窝向外上方轻推肱骨头,或轻轻旋转上臂,肱骨头即可复位。此种方法是一种安全、有效、以逸待劳的复位方法。一般不需麻醉即可实行。

Kocher方法:是一种利用杠杆手法达到复位的操作。需有助手以布单绕过患者腋部及侧胸部行反牵引,然后术者沿患肢上臂方向行牵引,松脱肱骨头与肩盂的嵌压。然后使肱骨干顶于前侧胸壁形成支点,内收、内旋上臂,使肱骨头复位。操作时手法应轻柔,动作均匀缓慢,严禁采用粗暴、突然的发力,否则易于造成肱骨颈骨折或引起神经、血管损伤。

屈肘坐位牵引法:笔者2003年首次报道采用此法复位新鲜肩关节前脱位。由于此体位关节囊周围肌肉组织处于相对松弛状态,不易阻挡,使复位简单、副损伤小、患者痛苦小,成功率较高。以右肩为例,患者坐于直背木椅,背部紧贴椅背,助手站于患者左后,左臂绕过患者左肩前,右臂绕过患者身后,双手交叉于患者右侧腋下胸壁抱紧,术者半蹲于患者右前,右手握住患者右腕,使患肩内旋 45°,屈肘 90°,以左手或左肘持续向下用力按压患者前臂上端,持续 30s 左右即可复位。若此时尚未复位,可在保持持续用力的同时,缓慢将患肩作内、外旋运动,一般均可复位。肩关节脱位合并外科颈骨折时,可先试行闭合复位。不能复位时再行切开复位。

手法复位后应常规拍摄 X 线片,以证实肱骨头确已复位,同时也可观察有无新的骨折。此外应复查肢体的神经、血管情况。患肩复位后,将患肩制动于内收、内旋位。腋窝垫一薄棉垫。可以颈腕吊带或三角巾固定。制动时间可依患者年龄而异。患者年龄越小,形成复发脱位的概率越大。30 岁以下者可制动 3～5 周。年龄较大的患者,易发生关节功能受限,因此应适当减少制动的时间。早期开始肩关节功能锻炼。

新鲜脱位闭合复位不成功时,有可能是移位的大结节骨块阻挡或关节囊、肩袖、二头肌腱嵌入阻碍复位。此时需行手术复位。此外当肱骨头脱位合并肩盂大块移位骨折、肱骨颈骨折时,多需手术切开复位。

对新鲜肩关节后脱位的复位时,患者仰卧位,沿肱骨轴线方向牵引,如肱骨头与盂后缘有绞锁,则需轻柔内旋上臂,同时给予侧方牵引力以松脱开头与盂缘的嵌插绞锁。此时从后方推肱骨头向前,同时外旋肱骨即可复位。复位成功的关键是肌肉应完全松弛,因此应在充分的麻醉下进行。复位手法力求轻柔,避免强力外旋,以免造成肱骨头或颈部骨折。

复位后如较为稳定,可用吊带或包扎周定于胸侧。将上臂固定于轻度后伸旋转中立位 3 周。如复位后肱骨头不稳定,则需将上臂置于外旋、轻后伸位以肩人字石膏或支具固定。也可在复位后以克氏针通过肩峰交叉固定肱骨头。3 周后去除固定开始练习肩关节活动。

闭合复位不成功时,或合并小结节骨折头复位后骨折仍有明显移位、复位后不稳,需行切开复位固定。肱骨头骨折缺损较大时,可用肩胛下肌或连同小结节填充缺损处。

肩关节下脱位时应先行闭合复位。沿上臂畸形方向向外上方牵引,以折叠的布单绕过患肩向下方做反牵引。术者自腋窝部向上推挤肱骨头,同时逐渐内收上臂以达复位。有时由于肱骨头穿破关节囊不能闭合复位时,则需切开复位。

肩关节上脱位更为少见,一般采用闭合复位治疗。如合并肩峰骨折使关节复位后不稳时,则需手术治疗,固定移位的骨折。

(二)陈旧性肩关节脱位

陈旧性肩关节脱位的治疗方法是难以确定的。一般应根据患者的年龄、全身状况、脱位的时间、损伤的病理、症状的程度以及肩活动范围等因素综合分析决定。首先确定脱位是否还需要复位。如需复位,能否行闭合复位。如需手术治疗采用何种手术方式。如下几种治疗方法可供做治疗参考。

1.功能治疗

首先提出功能治疗作为一种治疗方法,是因为很多病例经过一段时间的功能锻炼后,肩部功能活动可以得到明显的改进。因此在陈旧性肩脱位时,医师和患者不要把脱位的复位作为唯一目的,而应以最后的功能恢复结果作为治疗的目的。不要把功能治疗看成是一种消极的、无能为力的方法。在一定条件下,对于一些病例,功能锻炼可能是较为合理、有效的治疗方法。

功能锻炼适于年老、体弱、骨质疏松者。脱位时间超过两个月以上的中年患者或半年以上的青年病例,由于软组织粘连,关节软骨的退变,难以手术复位并取得满意的手术治疗效果。一般通过2~3个月的功能锻炼,肩关节的功能活动可得到明显改进,可胜任日常的生活和工作。

2.闭合复位

一般适用于脱位时间在1个月以内,无神经、血管受损的青壮年患者。合并有骨折者一般应行手术复位。脱位时间在1~2个月者也偶有闭合复位成功的机会。脱位时间越长,闭合复位越困难。

陈旧脱位行闭合复位时,必须在麻醉下进行,以使肌肉完全松弛。复位时先行手法松动肱骨头周围的粘连。一助手固定住肩胛骨,另一助手握住患肢前臂行轻柔牵引。术者握住患者上臂轻轻摇动并旋转肱骨头,逐渐增大活动范围松解开肱骨头周围的粘连。在牵引下肱骨头已达到肩盂水平,且头与盂之间无骨性嵌插阻挡时,可根据不同脱位的方向试行复位的手法。推挤和旋转肱骨头使其复位。复位中禁用暴力和杠杆应力,以免造成骨折。如肱骨头达不到松动程度,或试行1~2次操作仍不能复位时。则应适可而止,放弃复位或改行切开复位。不要把复位的力量逐步升级反复整复,以免造成骨折或引发神经、血管损伤。

3.切开复位

适用于脱位时间半年以内的青壮年患者,或脱位时间虽短,但合并有大、小结节骨折或肱骨颈骨折者。陈旧性脱位后,由于软组织损伤、瘢痕粘连,使肱骨头固定。腋动脉及臂丛神经变位并与瘢痕组织粘连,因此陈旧性盂肱关节脱位切开复位的手术是困难而复杂的手术。很容易造成神经、血管的损伤。行切开复位时应靠近肱骨头处切断肩胛下肌肌腱和关节囊,松解出肱骨头。复位后如不稳定,可用克氏针交叉固定。

4.人工肱骨头置换术

适用于脱位时间较长,关节软骨面已软化,或肱骨头骨缺损大于30%~40%的病例。

由于人工关节置换术的进展,目前已很少采用单纯肱骨头切除术和肩融合术来治疗陈旧性肩脱位。

四、肩关节脱位的并发症

1.肩袖损伤

前脱位时合并肩袖损伤较为多见。后脱位时则较少发生。并指出随年龄增加,发生率有增加趋势。肩袖损伤时肩外展、外旋活动受限,活动时疼痛。超声波检查及关节造影或关节镜检查有助于诊断。症状明显时需行手术治疗。

2.血管损伤

肩脱位可合并腋动脉、静脉或腋动脉分支的损伤。常见于老年人,血管硬化者。可发生于脱位时,或闭合复位时,也可发生于手术切开复位时,陈旧性脱位切开复位时,由于血管解剖位置移位和粘连,更易遭受损伤

腋动脉依其与胸小肌的解剖关系可分为三部分:

第一部分位于胸小肌内侧。第二部分位于胸小肌后方。胸小肌的外侧为腋动脉的第三部分。腋动脉行径胸小肌下缘时,受到该肌肉的束缚作用。肩关节脱位后,肱骨头顶压腋动脉向

前移位,使腋动脉在胸小肌下缘受到剪式应力的作用。因此在该处易受损伤。可造成血管断裂、撕裂或血管内膜损伤而致栓塞。

腋动脉损伤时肩部肿胀明显。腋窝部尤甚。患肢皮肤苍白或发绀,皮肤温度低,桡动脉搏动消失,肢体麻痹。腋部有时可听到动脉搏动性杂音。严重时可有休克表现。血管造影可诊断损伤的部位。

确定诊断后必须行手术治疗。多需行人造血管移植或大隐静脉移植修复。不宜采用血管结扎治疗。否则可造成上肢的功能障碍甚至坏死。

3.神经损伤

肩关节前脱位合并神经损伤比较常见。

肩部骨折、脱位合并神经损伤容易漏诊。尤其在老年患者,关节的功能活动受限往往归因于制动引起关节僵直所致。只根据皮肤感觉障碍来诊断有无神经损伤是不准确的。一些患者有皮肤感觉丧失,但肌肉运动正常。也有的患者有肌肉运动丧失,但相应支配区的皮肤感觉正常。因此神经损伤诊断主要应以肌肉运动和肌电图检查来确定诊断。

由于腋神经的局部解剖特点,其损伤多为牵拉伤,大多数病例在 4 个月内可恢复。神经损伤应早期诊断,密切观察,积极进行理疗。腋神经损伤完全恢复可迟至伤后 1 年。如果伤后10 周仍无恢复迹象,则预后不好。

4.肩关节复发脱位

复发性脱位是急性创伤性肩脱位的常见并发症。尤其多见于年轻患者。

创伤性肩关节脱位后,使关节囊、盂唇软骨撕脱、肱骨头发生嵌压骨折,从而改变了关节的稳定性,形成了复发脱位的病理基础。

创伤性原始脱位复位后的制动时间及制动方式与复发脱位发生率的关系仍有不同观点。一些学者认为制动时间与复发脱位发生率无关。一些学者报道制动时间短于 3 周者复发率高。一般认为根据患者不同年龄,复位后采用不同时间的制动,对损伤的软组织的修复,对恢复肩关节的稳定性是有益的。

5.肱二头肌腱滑脱

肱骨头向前脱位时可使连接大、小结节的肩横韧带损伤。造成二头肌腱滑向头的后外侧。有时可成为阻碍肱骨头复位的因素。常需手术切开复位,修复肩横韧带。如果肩横韧带不能正常修复,可形成晚期复发性二头肌腱长头滑脱,肩关节屈伸、旋转活动时二头肌腱反复脱位与复位可造成弹响及疼痛,需行手术治疗。

6.合并肩部骨折

(1)大结节骨折:肩关节前脱位约有 15%～35% 的病例合并有肱骨大结节骨折。可由肩袖撕脱或肩盂撞击引起。绝大多数病例当脱位复位后,大结节骨块也得到复位。因此可采用非手术方法治疗。如肱骨头复位后,大结节仍有明显移位(>1cm),则会明显影响肩关节功能,应行手术复位,以螺钉或张力带钢丝固定。

(2)小结节骨折:常合并于后脱位时发生,由撞击或肩胛下肌牵拉所致。一般脱位复位后骨折也即复位,不需特殊处理。如骨块较大或复位不良时,需行手术复位固定。

(3)肱骨头骨折:前脱位时头后外侧与盂前缘相撞击可形成头的压缩骨折,称为 Hill-

Sachs 损伤。有的报道新鲜前脱位的发生率为 27%～38%。但在复发性肩关节前脱位的病例中，头骨折的发生率可高至 64%～82%。肱骨头压缩骨折是肩脱位的并发症，同时又可成为复发脱位的因素。后脱位时可发生肱骨头前内侧的压缩骨折，可形成肩后方不稳，可行肩胛下肌腱及小结节移位治疗。

第二节　肩袖损伤

肩袖损伤是肩关节外科的常见病，其发病率依据不同的文献报道为 5%～39%。作为上肢的活动枢纽，肩关节决定了整个上肢的活动范围和活动的空间精确度。而肩袖肌群作为肩关节空间位置精确控制的主要动力因素之一，对肩关节的功能发挥起着至关重要的作用。因此肩袖损伤会使肩关节产生不同程度的功能障碍伴有疼痛，严重影响患者的日常生活能力和生活质量。然而，目前在国内对于该疾病的认识还处于相对滞后的阶段。本文将就肩袖损伤的解剖、病因、诊断和治疗进行概述。

(一)肩袖的解剖和功能

1.解剖

肩袖由前方的肩胛下肌(止于肱骨小结节)，上方的冈上肌(止于肱骨大结节的上部)，后方的冈下肌(止于肱骨大结节的中部)和小圆肌(止于肱骨大结节的下部)构成。在接近止点的位置与关节囊相愈合并相互融合形成袖套样结构包绕在盂肱关节的周围。

2.功能

同髋关节相比，肩关节活动度更大，但内在稳定性低。肩袖的存在为肩关节提供了良好的内在稳定性和精确的空间位置控制能力。在进一步谈肩袖的功能前，先来认识一下 Inman 在 1944 年提出并由 Burkhart 在 1993 年进一步完善的力偶平衡理论。力偶平衡包括了两个方面的内容。

(1)在冠状面上的平衡：位于肩关节旋转中心下方的肩袖肌肉，包括肩胛下肌的下部、冈下肌的下部和小圆肌的全部，所产生的力矩能够与三角肌产生的力矩平衡，使合力的方向指向关节盂的中心，抵抗三角肌收缩产生的向上的牵引力，维持了肩关节在上举过程中的稳定。

(2)在轴面上的平衡：指位于前方的肩胛下肌与位于后方的冈下肌和小圆肌的力矩平衡。也即所产生的合力方向指向关节盂的中心。使肩关节能够在活动范围内的任意空间位置保持稳定性。

肩袖的功能就是提供以上两个平面上的力偶平衡，满足肩关节的功能要求。

(二)肩袖损伤的病因学

1.撞击

1972 年 Neer 提出了喙肩弓下撞击的概念，并提出通过喙肩韧带的切除和前肩峰成型来治疗。1965～1970 年 Neer 通过这种方法(少数病例加用了肩锁关节的切除)治疗了 50 肩的冈上肌肌腱炎/部分断裂/全层断裂。在获得随访的 47 肩中 38 肩的疗效满意。1986 年 Bigliani 报道了肩峰形态同肩袖断裂的关系。按形态(在肩袖的出口位上)将肩峰分为三个类型:平面型、弯曲型和钩型。在钩型肩峰肩袖损伤的发生率高于前两者。该研究似乎进一步明确了撞击是肩袖损伤的原因。但其他的一些研究表明在不同年龄段的人群中肩峰形态的构成比例是不同的。因此,在肩峰形态是肩袖损伤(肩峰下撞击)的原因还是结果方面,一直存在争论。

2.局部的应力环境、血供以及退变

更多的肩袖部分损伤不是发生在滑囊侧而发生在关节侧。Sekin 等的三维有限元分析表明在肩关节外展的过程中冈上肌腱的最大张力出现于肌腱前部的关节侧(肌腱前部关节侧和滑囊侧的张力分别为 15.0MPa 和 1.8MPa)。而冈上肌腱的前部关节侧正是肩袖损伤最常见的首发部位。肩袖的血液供应来自旋肱前动脉的外侧升支、胸肩峰动脉的肩峰支、肩胛上动脉以及旋肱后动脉。Codman 在 1934 年就提出了冈上肌腱的最远端 10mm 为缺血区。随后的组织学研究证实了这一缺血区的存在,在这一区域的关节侧只有散在的血管分布,血液供应显著弱于同一区域的滑囊侧。冈下肌肌腱的近止点区域同样也为血液供应缺乏区。而且随着年龄的增长,肩袖的血液供应有降低的趋势。

以上的理论都支持劳损和随着年龄增长的退行性变是肩袖损伤的病因之一。

3.外伤

外伤直接导致的肩袖损伤很少,一般都是在退变的基础上肩袖的强度减低后发生外伤而导致肩袖的断裂。

4.职业因素

从事上肢过头工作及上肢高强度作业的人群容易发生肩袖损伤。一项研究调查了在 12 个不同工作岗位工作的 733 名工人肩袖病变的发病情况,发现以下为肩袖病变的职业性危险因素:上臂在大于等于 15% 的工作时间内屈曲超过 45°;上肢高强度作业大于等于 9% 的工作时间。

5.其他的危险因素

吸烟、遗传因素等。有研究表明临床确诊为肩袖全层断裂患者的兄弟姐妹与对照人群相比其罹患该病变的相对风险为 2.42。

(三)肩袖损伤的诊断

1.症状

(1)疼痛:运动时疼痛和夜间痛多见。疼痛的评价采用 VAS 评分。疼痛的量化便于对病情变化和治疗效果的评价。

(2)肌力降低:主要为外展、外旋和内旋力量的减弱。表现为洗脸、梳头、穿衣、拿放高处的物品以及驾驶等日常活动的困难。

(3)活动度降低:主要为上举(包括外展和屈曲)、外旋和内旋活动度的降低。活动度降低的显著特点是主、被动活动度的差异,显示肌力的减低是活动度降低的原因。长时间的活动受限也可以继发肩关节周围软组织的挛缩,但一般认为在肩袖完全断裂的患者一般不容易出现肩关节周围的粘连,因为此时盂肱关节腔已经与肩峰下滑囊相交通,关节滑液会发生组织粘连。

2.体格检查

(1)视诊:冈上肌和冈下肌的萎缩,肩峰下滑囊饱满等。

（2）触诊："Tent test"，为上臂置于体侧，肩关节略后伸，检查者一手内外旋肩关节，另一手置于肩峰前角的外侧，在冈上肌腱断裂的肩关节可触及三角肌深面的凹陷。该试验诊断肩袖损伤的敏感性和特异性都很高。触痛：大结节、小结节以及结节间沟等部位的触痛。

（3）活动度检查：美国肩肘外科医师学会推荐的检查步骤为屈曲，外展，后伸，内旋，外旋，外展 90°位的外旋和内旋。

（4）肌力检查：肩胛骨平面的外展肌力；肩关节中立和外展 90°位的外旋肌力；内旋肌力的检查：liftoff test（抬离试验）和 belly press test（压腹试验）。

（5）撞击实验：痛弧征为在冠状面上肩关节外展 60°～100°过程中出现肩关节部位的疼痛；Neer 撞击试验为在矢状面上屈曲肩关节，出现肩关节部位的疼痛为阳性；Hawkins 撞击实验为肩关节屈曲 90°、同时肘关节屈曲 90°，在此位置内外旋肩关节，出现肩关节部位的疼痛为阳性。

（6）神经功能检查：与颈椎病、臂丛神经损伤所导致的肌力障碍相鉴别，并明确肩胛上神经的功能状态。

3.X 线片

标准的线片包括：肩关节的真正前后位片，标准肩胛骨侧位片（又称为"Y"位）和腋位片。存在肩袖损伤的间接征象为：肱骨头的上移，AHI（肩峰肱骨头间隙）的减小；大结节和肩峰的骨质硬化。关节造影检查可以发现造影剂进入肩峰下滑囊。可以用来鉴别肩袖损伤和冻结肩，后者表现为关节腔容积的缩小，而无造影剂的外溢。

4.超声检查

很多的对照研究显示，对于经验丰富的操作者，超声对于肩袖断裂诊断的敏感性和特异性与核磁相当。而且超声检查的费用低廉而且可以进行实时的动态检查。肩袖断裂在超声图像上的表现为肩袖局部的凹陷和低信号。

5.核磁共振检查

为诊断肩袖损伤的主要检查手段，其敏感性和特异性均很高。肩袖断裂主要依据 T_2 加权像斜冠状面（与肩胛骨平面平行）、斜矢状面（与肩胛骨平面垂直）以及轴面上肩袖的正常信号中断并被液性的高信号取代来诊断。核磁共振造影检查：与传统 MRI 相比，MRI 关节造影能够提高肩袖损伤的诊断的敏感性和特异性，尤其在诊断肩袖的部分断裂方面。

（四）肩袖损伤的分类

首先需要明确的是肩袖断裂是部分断裂还是全层断裂。在部分断裂，首先根据断裂的部位分为：关节侧断裂和滑囊侧断裂；而后依据断裂的深度进一步分类：Grade 1（深度＜3mm），Grade 2（深度为 3～6mm，或接近 50% 的肌腱厚度），Grade 3（深度＞6mm，或超过 50% 的肌腱厚度）。在全层断裂一般根据断裂的大小来分类：小断裂 small＜1cm），中断裂 Medium（1～3cm），大断裂 Large（3～5cm）和巨大断裂 Massive（＞5cm）。

（五）肩袖损伤的鉴别诊断

1.冻结肩

肩袖损伤和冻结肩都可能存在肩关节的活动受限。但前者一般被动的活动范围大于主动活动范围；而后者主动、被动活动范围大致相同。

2.肩锁关节病变

肩锁关节病变是肩部疼痛和功能障碍的另一个主要原因。肩锁关节病变的疼痛多发生在肩关节最大上举,水平内收和屈曲内旋时。肩锁关节在上举时的疼痛发生在最大上举时,而肩峰下撞击在上举时的疼痛则发生于上举 60°～100° 的范围内(痛弧)。肩关节撞击征的 Hawkins 试验是在屈曲位内旋肩关节来检查的,而在这一内收位置有时也会出现肩锁关节的疼痛。因为后者为静态性的检查,一般不会诱发撞击,因而此检查在肩锁关节病变为阳性,而在肩袖病变/肩关节撞击征则为阴性。

3.肱二头肌长头的病变

肩袖病变的疼痛一般发生在肩关节的外侧,肱二头肌长头的病变的疼痛一般则发生在肩关节的前侧。进一步可以通过 Speed 试验和 Yergason 试验来鉴别。

(六)肩袖损伤的治疗

1.保守治疗

肩袖损伤的两个主要问题即疼痛和功能障碍。因而保守治疗的内容也是针对这两个环节。首先针对疼痛可以口服非甾体类抗炎药。局部可以进行肩峰下间隙的注射,应用局麻药、肾上腺皮质激素以及玻璃酸钠。局麻药可以即时缓解疼痛。肾上腺皮质激素可以减轻肩峰下滑囊的炎性反应,但激素的应用次数一般不超过 3～5 次。研究表明局部应用激素超过 5 次会降低肌腱的力学强度,增加肌腱断裂的风险;而且激素应用的效果在 3 次时达到最大,继续应用效果不再明显。玻璃酸钠既有润滑作用,同时又有一定的抗炎作用,因而对于治疗肩袖损伤/肩峰下撞击疼痛的效果很好。

2.手术治疗

对接受系统的保守治疗 3 个月至半年,病情无明显缓解甚至加重的患者需要采用手术治疗。具体手术适应证的选择还要依据患者的年龄、活动要求断裂部位等因素综合考虑。虽然经过系统的保守治疗很多肩袖断裂的患者会保持良好的活动度,但远期的随访发现肩袖断裂的尺寸会逐渐增大,一些原来可以修复的断裂会转变为不可修复的断裂;同时伴有肩峰/肱骨头(AHI)间隙的减小和骨关节炎表现的加重。因此对年轻和活动要求高的患者手术的适应证更强。

(1)开放手术:传统的开放手术包括开放的前肩峰成型和肩袖断裂的修复手术。肩袖修复时于肩袖的原止点区域开槽,采用经骨缝合的方法进行固定。肌腱缝合的方法有很多,其中经生物力学实验证明强度最高的缝合方法是改进的 Mason Allen 缝合。

(2)关节镜下手术:通过标准的前方、后方和外侧通路插入关节镜和器械进行肩峰下减压和肩袖的修复。肩袖缝合采用缝合锚。与传统的开放手术相比,关节镜下的修复术侵袭性小,尤其对于三角肌于前肩峰的起点。缝合方式有单排缝合和双排缝合。后者使肩袖的断端与原止点区域(footprint)的接触面积更大,会增加肩袖愈合的概率和强度。

(3)Mini-open:结合了上述两者的优点。采用关节镜下的肩峰下减压,避免和对三角肌起点的损伤。之后采用起自肩峰前角的小切口进行肩袖的修复,这种手术的耗时一般要短于关节镜手术。

(4)对于一些不可修复的肩袖损伤的治疗方法:单纯进行清创:对巨大的肩袖断裂无法进

行直接修复,而患者肩关节在轴面和冠状面的力偶很好保存的病例。这些患者主要的症状为疼痛,活动度尚满意,因此可以通过清除增生的滑膜和炎性组织来缓解疼痛。

肌腱转移手术:对于巨大的肩袖断裂无法直接修复,同时患者的外旋力量严重减低的患者可以采用肌肉的转位以增强肩袖缺损部位的覆盖同时使患者重新获得部分外旋力量。常用的用来转位的肌肉包括背阔肌和大圆肌。

第三节 肩锁关节损伤

肩锁关节损伤并不少见,患者多为青壮年。据统计肩锁脱位及胸锁脱位占全身关节脱位的 4.4%。其中以肩锁关节损伤多见。Rowe 和 Marble 报道肩锁关节损伤的发生率为 3.2%。

一、解剖与功能

肩锁关节由锁骨外端与肩峰组成,关节内有纤维软骨盘,外形为盘状或半月形状对关节的活动与稳定起一定作用。年龄超过 40 岁以后,逐渐发生退变。

正位片上肩峰与锁骨的关节面之间有一定的倾斜角度,关节面自外上斜向内下,倾斜角度 10°～50°。

肩锁关节的神经支配来自腋神经、肩胛上神经和胸外神经。

肩锁关节的稳定主要依赖于肩锁韧带和喙锁韧带。此外附着于肩峰及锁骨的三角肌及斜方肌也有加强稳定肩锁关节的作用

肩锁韧带是包绕肩锁关节的关节囊增厚部分。上肩锁韧最为坚固,并与三角肌及斜方肌的肌纤维相混合。

喙锁韧带是一直径较粗、坚硬的韧带,起自锁骨外端下面止于喙突基底。喙锁韧带分为两组,内侧为锥形韧带,外侧为斜方韧带。

肩锁韧带主要维持肩锁关节水平方向的稳定。切断肩锁韧带及关节囊只发生锁骨外端水平方向前后的移位,锁骨外端没有明显的向上移位,而喙锁韧带主要是维持锁骨外端垂直方向的稳定,切断喙锁韧带后,锁骨外端发生明显的向上移位。

此外喙锁韧带是上肢的悬吊韧带,通过锁骨和喙锁韧带的支撑与悬吊稳定作用,使肩胛骨及上肢与躯干维持一定的距离,使其纵轴旋转 40°～50°,锁骨旋转时通过喙锁韧带连接带动肩胛骨活动,因此喙锁韧带参与调节肩胛骨,盂肱关节的同步协调活动。

肩锁关节有大约 20°的活动范围,因此理论上行肩锁关节融合术后或喙锁间以螺钉固定后,会影响锁骨的旋转活动。但临床上肩锁关节融合术后,肩关节活动范围没有明显的受限。目前认为肩外展活动时,锁骨发生的旋转活动不是发生在肩锁关节,而是与肩胛骨发生同步的旋转活动。

二、损伤原因及机制

肩锁关节脱位最常见于摔倒时肩外侧着地,受直接外力引起。外力作用于肩峰,通过肩锁关节传至锁骨,可造成肩锁韧带、喙锁韧带损伤,也可造成锁骨骨折。外力较大时尚可使三角肌及斜方肌损伤。喙突由于受到喙锁韧带的牵拉偶可造成骨折喙锁韧带完全损伤后,整个上

肢及肩胛骨失去肩锁及喙锁韧带的悬吊作用向下垂,而锁骨由于受胸锁关节的约束和斜方肌的牵拉相对只有轻度的上翘。

间接外力也可造成肩锁关节的损伤,一般为上肢伸展位摔倒,手部先着地,外力通过上肢传导到肱骨头及肩峰,使肩胛骨向上移位,并可牵拉损伤肩锁韧带。由于外力的作用方向使喙锁间隙变窄,因此喙锁韧带处于松弛状态,不会受到损伤。外力足够大时除造成肩锁关节损伤外,也可造成肩峰骨折及肩关节上方脱位。

上肢被机器绞伤所致牵拉损伤,也可造成肩锁关节的损伤。

三、损伤分类

1.Tossy 分类法

Ⅰ型:肩锁韧带部分断裂,喙锁韧带完整,肩锁关节轻度移位;

Ⅱ型:肩锁韧带完全断裂,喙锁韧带部分损伤,在应力 X 线片上,锁骨外端直径一半上翘突出超过肩峰;

Ⅲ型:肩锁韧带及喙锁韧带完全断裂,出现钢琴键样体征,X 线片示锁骨远端完全移位。

2.Bockwood 分类法

也是目前被广泛接受且更为精确详细的分类系统。根据肩锁韧带以及喙锁韧带损伤,锁骨移位的方向和移位的程度不同,可分为如下几种类型。

Ⅰ型:肩锁韧带部分损伤,肩锁韧带仍保持完整,肩锁关节稳定。

Ⅱ型:肩锁韧带完全损伤,肩锁关节发生水平方向前后的不稳定,由于喙锁韧带完整,肩锁关节垂直方向仍保持稳定。锁骨外端没有相对向上移位现象。有时喙锁韧带受到部分牵拉损伤,可发生锁骨外端轻度上移表现。

Ⅲ型:肩锁韧带与喙锁韧带均遭受损伤,肩锁关节发生脱位。上肢及肩胛骨下垂,表现为锁骨外端翘起。三角肌和斜方肌在锁骨的附着处可有损伤。

Ⅳ型:肩锁韧带及喙锁带完全断裂,锁骨外端向后方移位穿入到斜方肌内,也称之为锁骨后脱位。

Ⅴ型:实际是更为严重的Ⅲ型损伤,锁骨外端翘起位于颈部的皮下。

Ⅵ型:肩锁关节完全脱位,锁骨外端向下方移位至肩峰下方或喙突下。发生于上臂极度外展、外旋位,遭受牵拉外力所致。

四、临床表现及诊断

外伤后肩部疼痛、肩活动受限。体检时如患者全身情况允许,应采取坐位或站立位检查。患肢受重力的牵引作用,可使畸形表现得更为明显。

1.Ⅰ型损伤

肩锁关节部位有轻度到中等程度的肿胀及压痛。锁骨外端没有移位及不稳定的表现。喙锁韧带部位没有压痛。双肩锁关节对比 X 线检查,锁骨外端无移位,肩锁关节、喙锁间隙无增宽表现。

2.Ⅱ型损伤

肩锁关节部位疼痛、肿胀较重。锁骨外端上翘高于肩峰。局部有压痛,按压锁骨外端有浮动感。锁骨外端水平方向前后移动范围增大。喙锁间隙可有压痛。

X线检查显示锁骨外端轻度上移,肩锁关节间隙轻度增宽。可伴有锁骨外端或肩峰的骨折。肩关节应力X线检查喙锁间隙无明显增宽现象。

3.Ⅲ型损伤

患者疼痛、肩部肿胀更为明显,患者常以健手托住患肢肘部,以减轻疼痛。锁骨外端明显上翘,从而使肩部外形成阶梯状畸形。由于喙锁韧带、斜方肌及三角肌在锁骨的附着处也有损伤,因此锁骨外1/4均有压痛。锁骨外端按压时上下浮动。可出现钢琴键体征。X线片显示锁骨外端明显上移,喙锁间隙增宽。对不能肯定诊断是否为Ⅲ型损伤时,可拍双肩应力X线片。如显示喙锁间隙增宽,则有助于诊断。

4.Ⅳ型损伤

临床表现与Ⅲ型损伤相似,唯锁骨外端明显向后方移位,有时锁骨外端卡入斜方肌肌腹内。肩活动时疼痛症状明显。

X线片显示有锁骨外端上移,喙锁间隙增宽。在腋位X线片显示有锁骨外端明显向后移位。不能拍摄腋位片时,可行CT检查,帮助诊断。

5.Ⅴ型损伤

是更为严重的三型损伤,由于软组织损伤严重,上肢下坠,从而使锁骨外端上移更为明显。可引起臂丛神经受牵拉的症状。X线片显示锁骨上移明显,喙锁间隙较正常增加2~3倍,锁骨外端上移的表现主要是由于肩胛骨下坠移位所致。

6.Ⅵ型损伤

由于锁骨外端向下方移位,因此不显示有阶梯状畸形。由于肩部软组织损伤重,因此肩部肿胀、疼痛明显。可合并锁骨、肋骨骨折以及臂丛神经损伤。

X线片显示锁骨外端向下方移位。可分为肩峰下脱位及喙突下脱位两种。肩峰下脱位表现为喙锁间隙变窄。而喙突下脱位时,使喙锁间隙变成相反方向的间隙。

拍摄肩锁关节X线片时,应使患者站位或坐位,以使畸形明显。拍摄双肩对比。必要时牵引下拍摄X线片,以使诊断更为准确。

正位拍摄双肩X线片时,锁骨、肩胛冈、肩峰的影像有时会重叠,影响诊断。因此建议拍摄向头倾斜10°的双肩正位X线片,以便清楚显示双侧肩锁关节间隙。为了显示锁骨外端前、后移位,应拍摄肩腋位。

其他诊断方法有超声波检查,CT、磁共振等诊断方法,但是普通X线片仍是最为常用、可靠的诊断方法。

五、治疗

对Ⅰ型损伤主要采用症状治疗并保护患肩免遭受外伤。可休息或用吊带保护患肢1周。疼痛症状消失以前,功能活动未完全恢复时,避免肩部剧烈运动。以免加重损伤。

Ⅱ型损伤时,一般采用非手术方法治疗,可使用三角巾或吊带保护,症状减轻后可早期开始肩关节功能锻炼。对于年老体弱者尤应早期开始肩关节功能锻炼。治疗后仍持续疼痛,肩关节功能活动受限时,可能为关节内纤维软骨盘或关节软骨碎裂残留于关节内或由于损伤的关节囊卷入关节所致。行关节造影有助于诊断。症状持续不减时,可行肩锁关节成形术。清除关节内游离碎片,如锁骨端关节面已有退行性改变,则可行锁骨外端切除术。因喙锁韧带完整,肩胛骨不会发生明显下坠。

有关Ⅲ型损伤的治疗方法,一直存有不同的观点,很早以前 Hippocra 建议采用非手术方法治疗,并指出最终总要残存一定的畸形,但功能结果良好,19 世纪中叶以后,随着麻醉学和外科学的发展,手术治疗成为主流的治疗方法。报道了很多肩锁关节以及喙锁韧带修复固定的方法。到 20 世纪 30～40 年代,非手术治疗方法又再度兴起,成为治疗的主导方法,设计发展了不同类型的石膏、夹板以及固定带等外固定方法。50 年代以后,手术治疗又逐渐普及推广,大多数骨科医师仍以手术方法治疗Ⅲ型损伤。近年来推崇非手术治疗者又再度兴起。一些研究报道非手术治疗与手术治疗效果近似。目前,对于Ⅲ型肩锁关节脱位的治疗,对年老、体弱或非体力劳动者宜采用非手术方法治疗。虽然推荐固定方法很多,但实际上任何外固定都难以维持历时数周的复位。患者也难以接受长时间的固定。因此非手术治疗实际是接受锁骨外端的移位。早期开始肩关节功能锻炼,恢复肩关节的功能活动为目标。一般可用三角巾或颈腕吊带保护患肩,同时辅以症状治疗。当疼痛症状减轻后,鼓励患者练习使用上肢,开始进行肩关节功能锻炼。伤后 2～3 周患肩可逐渐达到正常活动范围。

对于青年患者或体力劳动者,可采用手术治疗。手术治疗有四种基本方式:①肩锁关节切开复位内固定,韧带修补或重建。②喙突锁骨间内固定,韧带修复或重建。③锁骨外端切除。④动力肌肉移位。

目前对Ⅲ型新鲜损伤较为常用的手术方法为切开复位,以克氏针张力带钢丝或锁骨钩钢板固定肩锁关节,同时修复肩锁韧带及喙锁韧带。或以拉力螺钉固定锁骨及喙突,同时修复肩锁及喙锁韧带。术中注意清除肩关节内破损的纤维软骨板,修复关节囊。同时对三角肌及斜方肌在锁骨上的损伤部位进行修复,以达到增强关节的稳定,并有利于肩部肌肉力量的恢复。

术后采用颈腕吊带保护 1～2 周,如内固定较为牢固,可早期使用患肢进行日常活动。两周后可间断去除吊带进行功能锻炼。3 个月内避免患肢用力进行提拉活动。一般于术后 6～8 周去除内固定。

对于Ⅳ、Ⅴ、Ⅵ型损伤原则上均应手术治疗。尤其Ⅴ型损伤,由于损伤严重,锁骨外端移位较大,需手术复位,以拉力螺钉固定锁骨及喙突。Ⅳ及Ⅵ型损伤如能经手法复位,可行非手术方法治疗。对青年患者、体力劳动者宜行手术复位固定。

对陈旧性肩锁关节脱位的患者,如肩部疼痛、肩锁关节有退行性改变者,一般应行锁骨外端切除术治疗。切除范围至少应为 2cm。切除太少,肩外展活动时,锁骨外端可与肩峰相顶撞,仍会引起疼痛。陈旧性Ⅱ型损伤切除锁骨外端时,应保留喙突至锁骨的锥形韧带,以免锁骨外端过度向上翘起。

其他类型的陈旧损伤,由于喙锁韧带均已断裂,锁骨外端切除后须重建喙锁韧带稳定锁骨外端,否则锁骨端可刺激周围的软组织引起疼痛症状。一般可用喙肩韧带重建喙锁韧带,同时用拉力螺钉固定锁骨及喙突。

也可采用动力肌肉移位方法治疗,即将喙肱肌、肱二头肌短头连同喙突移位至锁骨,并以螺钉固定。达到利用肌肉动力稳定锁骨的目的。可同时切除锁骨外端。

近年来,随着关节镜技术的迅速发展,关节镜下喙锁韧带成形、重建或微型钛板固定技术陆续有报道。如关节镜下使用 TightRope 系统治疗肩锁关节脱位。近期效果令人满意,远期疗效有待进一步总结。

六、并发症

（一）非手术治疗的并发症

1.外固定压迫造成皮肤溃疡。

2.残留肩锁关节脱位或半脱位畸形。

3.肩锁关节周围和喙锁间隙骨化。伤后3～4周即可出现，一般对肩功能无明显影响。

4.肩锁关节退行性关节炎，造成肩关节疼痛、肩锁关节僵直。

（二）手术治疗的并发症

1.手术切口感染或骨髓炎。

2.内固定物松动、折断，使固定不牢、畸形复发。内固定物游走移位。

3.内固定物对骨的侵蚀，可造成骨折。

4.肩锁关节、喙锁间隙骨化。

5.肩锁关节退行性关节炎，肩锁关节疼痛以及活动受限。

第四节　胸锁关节脱位

胸锁关节脱位是比较少见的损伤。

一、损伤机制

胸锁关节脱位常由于较大外力引起。最常见的致伤原因是交通事故，其次为运动创伤。直接外力和间接外力均可引起胸锁关节脱位。

1.间接外力

外力从前外侧或后外侧作用于肩部，通过锁骨传至胸锁关节，可造成韧带结构的损伤，发生相应的前脱位或后脱位。是造成胸锁关节脱位的主要机制。

2.直接外力

外力直接作用于锁骨前方内侧，锁骨近端被推向胸骨后方，进入纵隔。

二、损伤类型

1.根据锁骨内端移位的方向可分为前脱位及后脱位。

(1)前脱位：是最常见的胸锁脱位类型。锁骨内端移向胸骨前缘的前方或前上方。

(2)后脱位：后脱位较少见，锁骨内端移位至胸骨的后方或后上方。

2.根据损伤程度及损伤时间可分为如下几种类型：

(1)胸锁关节轻度扭伤：胸锁韧带部分发生损伤，不影响胸锁关节的稳定性。

(2)中度扭伤：关节囊、盘状软骨和肋锁韧带可发生部分损伤。胸锁关节可发生前、后半脱位现象。

(3)重度扭伤：胸锁关节囊韧带以及其他相关的稳定结构损伤，锁骨内端不稳，可发生前脱位或后脱位。

（4）复发胸锁关节脱位：急性胸锁关节脱位损伤的韧带未经正常修复，以致胸锁关节在轻微外力作用下即可发生再脱位。

（5）陈旧脱位：原始脱位未经及时诊断或未能复位者，锁骨内端保持在脱位的状态。

除上述外伤原因可致胸锁关节脱位外，非外伤原因也可造成胸锁关节畸形、脱位，需与创伤性胸锁关节脱位相鉴别。

三、临床表现及诊断

1.轻度扭伤

外伤后患者主诉胸锁关节部位疼痛。活动上肢时疼痛加重。局部轻度肿胀及压痛。由于韧带为部分损伤，胸锁关节保持稳定。

2.中度扭伤

由于韧带受到较重的部分损伤，因此局部肿胀及疼痛较为明显。检查时可发现锁骨内端前后有半脱位现象。

3.急性脱位

由于胸锁关节的韧带损伤，锁骨内端发生向前或后的脱位。症状和体征更为严重、明显。患者常以健侧手托住患肢以减轻疼痛症状。由于锁骨内端移位，患肩宽度变短，仰卧位或双肩对向挤压时均可使疼痛加重。前脱位时可触及向前方移位的锁骨端，并有一定的活动度。后脱位时疼痛症状更为明显。胸锁关节处变平，锁骨内端不可触及。锁骨内端向后移位可压迫重要组织结构，因此可出现相应的呼吸困难、气喘或窒息感。压迫大血管可出现颈部或上肢静脉充血、血循障碍。患者可主诉吞咽困难、胸部紧迫感，也可产生气胸或休克现象。

胸锁关节损伤需拍X线片帮助诊断。普通前后位X线片难以显示出锁骨内端的移位，因此需拍摄特殊位置的X线片。由于锁骨内端主要为前后方向的移位，因此胸锁关节在头足方向的侧位X线片，可清楚显示锁骨的前后移位。

Hobbs投照位是近于头足方向成90°的投照方法。向头倾斜40°X线片，投照中心指向胸骨，比较双侧锁骨内端的位置也可帮助诊断。此外断层摄影、CT能以更清楚显示胸锁关节的损伤。

四、治疗

1.保守治疗

对胸锁关节轻度扭伤的患者只需采用对症治疗。可用三角巾或吊带保护5～7d。然后每天可逐渐使用患肢进行活动锻炼。

胸锁关节中度扭伤时，可用手法复位半脱位，然后以8字形绷带固定双肩，保持复位。一般维持2～3周后，患者可逐步恢复日常活动。

胸锁关节前脱位手法复位时，患者可采用仰卧位，双肩胛间以折叠的布单垫起，上肢外展位，沿锁骨轴线方向牵引，同时向后推压锁骨内端一般皆可复位。复位后如比较稳定，可用8字绷带固定维持复位，固定6周。去除固定后，练习肩关节活动。如果复位后不稳定，则无须长时间固定，只用吊带保护1周，早期开始肩关节功能锻炼。胸锁关节后脱位常有较严重的并发症。在行治疗前需请有关专业科室的医师会诊。

治疗方法应以闭合复位治疗为首选，一旦复位成功，位置多较稳定。复位时应在适当麻醉下进行。患者仰卧,肩胛间以布单垫起。患肢沿锁骨方向进行牵引,并逐渐后伸上臂,此时常听到复位的响声。如果仍不能复位时,助手可以手指抓住锁骨帮助复位,或用一巾钳夹住锁骨内侧协助复位。复位后以8字绷带维持复位3～4周。

2.手术治疗

不能复位的后脱位,而且有压迫症状时,应行切开复位。胸锁关节采用金属内固定有较多的严重并发症。因此切开复位后如不稳定,则行锁骨内端切除术。切除范围为2.5～3.5cm。如果前侧关节囊完整,复位后稳定,则手术后再以8字绷带保护4～6周。陈旧性胸锁关节前脱位,如经早期功能治疗,仍有疼痛症状已达半年以上,经局部封闭试验治疗有效,则可考虑行锁骨内端切除术。为防止锁骨内端上翘,可用涤纶带修复固定第一肋与锁骨内端。也可游离胸锁乳突肌在锁骨上的止点,以减轻锁骨上翘的趋势。

陈旧性后脱位有压迫症状时,应行手术切除锁骨内端。胸锁关节韧带重建术的应用前景有待进一步研究证实。T型钢板近年临床应用较多,尤其适用于伴有锁骨近端骨折的胸锁关节脱位。但因限制了关节微动,可能产生顽固疼痛,术中钻尖和术后穿透皮质的螺钉尖端有损伤重要器官的风险。在钻孔时小心操作,并使用锁定型T板做单皮质固定能相对降低副损伤风险。

五、并发症

主要见于胸锁关节后脱位时,锁骨内端后移可造成气管、肺的损伤,形成气胸、皮下气肿。压迫食道,造成吞咽困难或食道破裂。也可压迫大血管和臂丛神经。手术的并发症是金属内固定物的游走、折断,可造成重要器官的损伤甚至死亡。

第五节 桡骨头半脱位

本病的诊断名称很多,又名牵拉肘、保姆肘和环状韧带半脱位。本病为幼儿常见损伤,1～2岁是发病高峰。4岁以下占90%。

一、病因与发病机制

牵拉肘乃肘受牵拉致伤,常发生于家长牵着孩子手走路时,在其要跌倒瞬间猛然用力向上拽其胳膊,或给幼儿穿窄袖衣服时用力猛拉出其手所致,手提幼儿双腕悬空摆动戏耍亦可引发此损伤。

此病仅发生于幼儿,与其肌肉、关节囊韧带薄弱、松弛和富于弹性的特点有关。

二、临床表现与诊断

患儿受伤后啼哭或喊痛,患肢不敢动,害怕触碰,不愿伸手拿物。大多数家属能明确指出症状是由于胳膊被拽后引起,否认跌碰致伤。检查可见患肢半屈肘位前臂旋前垂于身旁,或用对侧手扶患肢。肘部无肿胀,桡骨头可有压痛,肘被动屈伸尚可。有少许旋前活动,旋后因痛受限,有交锁感。施力抗阻旋后引起患儿瞬间剧痛,可感关节内有一弹响。随着弹响出现疼痛消失,前臂旋转自如。

根据牵拉伤史和局部检查无明显骨折征象便可初步诊断,手法复位后症状消失便能确诊。本病影像学检查骨关节无明显改变,诊断价值不大,仅对个别伤因不明确或临床表现不典型患者须拍片排除骨折。对可疑病例拍片前应先试行手法复位,以免在拍片过程无意中复位而失去诊断依据。

三、治疗

本病治疗比较简单,手法复位容易,操作前最好先哄得患儿合作。术者两手同时分别握持患儿肱骨下段与前臂远端,并小心保持前臂旋前位置不变,缓缓屈肘至90°,在两手对抗牵引下迅速施力使前臂旋后,此时常可感觉关节内有一弹响,随着弹响出现,旋转交锁解脱,疼痛消失,患肢活动自如。

个别患儿前臂旋后时无复位感觉,弹响可能在反复旋转前臂1~2次后出现。

大多数患儿手法复位后症状马上消失,若患肢活动完全恢复1正常则无须制动,但要避免再受牵拉。个别患儿复位后局部仍有疼痛不适,或患肢尚不敢随意活动,可能是就诊晚,复位距受伤时间太长,或合并环状韧带撕裂,故症状还会持续3~5d,宜用颈腕带或长臂后托固定1~2周,直至症状消失。

本损伤预后良好,两岁以下容易复发。随着年龄长大,肌肉与关节囊韧带增强则对此病有自限能力,5岁发病已很少见。

第六节 肘关节脱位

肘关节脱位是肘部常见损伤,多发于青少年,常合并其他损伤,在诊治中应提高警惕,防止漏诊漏治。

(一)损伤机制及分类

肘关节脱位多由间接暴力引起,常发生在坠落时上肢外展着地时,是由剪切力造成的。大多数脱位为后脱位。近尺桡关节向后移位时造成桡骨头骨折、桡骨颈骨折和(或)尺骨喙突骨折,外翻的应力还可造成肱骨内上髁的撕脱骨折。

肘关节脱位分类如下

1.肘关节后脱位

最常见的一型,表现为尺骨鹰嘴向后移位,肱骨远端向前移位的肘关节脱位。

2.肘关节前脱位

较少见的一型,常合并尺骨鹰嘴骨折,表现为尺骨鹰嘴骨折和尺骨近端向前移位。

3.肘关节侧位脱位

常见于青少年,暴力致肘关节侧副韧带和关节囊撕裂,肱骨远端向尺侧或桡侧移位,常伴内或外上髁撕脱骨折。

4.肘关节分裂脱位

极少见的一型,表现为尺骨鹰嘴向后脱位,而桡骨小头向前移位,肱骨远端便嵌插在二骨端之间。

（二）临床表现及诊断

明确外伤史,肘关节肿胀,肘关节呈半屈曲状,伸屈功能障碍,肘后三角形骨性标志紊乱。如为肘关节后脱位,尺骨鹰嘴向后明显突出,肘关节后方空虚。如为肘关节侧方脱位,肘关节呈内或外翻畸形。X线可以明确诊断。需注意仔细检查上肢的神经、血管功能。

（三）并发症

1.肱动脉损伤

在肘关节脱位时肱动脉损伤是严重的并发症,较为罕见。血管受到牵拉造成内膜撕裂以致断裂,早期诊断非常重要。如果闭合复位后动脉循环未恢复,则需立即进行动脉修复,通常要用大隐静脉移植修复动脉缺损。如果延迟进行手术治疗,需要切开前臂筋膜防止筋膜间隙综合征的发生。内膜撕裂可导致动脉迟发的血栓形成,肘关节脱位复位后要密切观察患肢循环。

2.筋膜间室综合征

复位后通常有严重肿胀,需严密观测防止筋膜间室综合征的发生。

3.神经损伤

肘关节脱位时可造成神经损伤,多为牵拉伤,经保守治疗可恢复其功能。

4.肘关节不稳

肘关节反复脱位造成肘关节周围组织愈合不良、韧带松弛或复位而未能修复损伤的侧副韧带时可导致肘关节不稳。需手术修复侧副韧带。

（四）治疗

1.手法复位

新鲜肘关节脱位或合并骨折的脱位主要治疗方法为手法复位,石膏托固定3周。麻醉下取坐位进行牵引与反牵引,将肘关节屈曲60°～90°,并可稍加旋前,常有复位感。合并骨折时,先复位关节,再复位骨折。超过3周的陈旧性脱位亦可试行手法复位,固定时肘关节要<90°。

2.手术治疗

(1)适应证:①闭合复位失败或不宜进行闭合复位,②合并骨折时,关节复位后骨折不能复位;③陈旧性脱位,不宜进行手法复位者;④某些习惯性肘关节脱位。

(2)开放复位:取肘关节后侧入路,保护尺神经,为防止再脱位,用一枚克氏针固定肘关节1～2周。

(3)关节形成术:适用于肘关节陈旧性脱位、软骨面已经破坏或肘关节已强直者。

3.复杂性肘关节骨折脱位及其治疗

(1)肘关节脱位合并桡骨小头或肱骨小头骨折:手法复位肘关节,如果桡骨小头骨折无移位或复位成功,上肢石膏固定3周。如果桡骨小头粉碎骨折或复位失败,则手术切除桡骨小头。

(2)肘关节脱位合并桡骨干骨折:手法复位效果较满意。肘关节复位后,如果桡骨干骨折再经手法复位成功,则上肢石膏固定4～6周。如果桡骨干骨折复位失败,则手术复位内固定。

(3)肘关节脱位合并肱骨外髁、桡骨颈骨折:采用手法复位,如果肱骨外髁外翻90°,则不能用牵引方法复位肘关节;如果肱骨外髁、桡骨颈骨折复位成功,则上肢石膏固定4～6周;如果肱骨外髁、桡骨颈骨折复位失败,则采用手术复位。

(4)肘关节侧方脱位合并肱骨外髁骨折:如果肱骨外髁无外翻,应手法复位,避免牵引,将肘关节稍屈曲并稍内翻,用鱼际推按尺桡骨近端及外髁骨折块即可复位。如果外髁骨折块未复位,再试用手法复位。如果肱骨外髁复位失败,则采用手术复位。

(5)肘关节脱位合并上尺桡关节分离及肱骨外髁骨折:该损伤较复杂,可行手法复位。

(6)肘关节伸展性半脱位:该损伤少见,因此易于误诊和漏诊。有跌倒手掌着地外伤史,肘关节疼痛、肿胀,肘关节呈超伸展位僵直,不能屈曲活动,伸屈功能障碍 X 线可以发现肱骨滑车向掌侧明显突出并外旋,尺骨明显后伸,尺骨、肱骨干呈 $-20°\sim35°$ 角,鹰嘴关节面离开了与滑车关节面的正常对合关系。牵引下屈曲肘关节即可复位,上肢石膏固定 3 周。

第七节　膝关节韧带损伤

稳定膝关节的韧带包括关节囊内的前后交叉韧带和关节囊外的内外侧副韧带。大多数观点认为,囊外韧带损伤(特别是内侧副韧带)有较强的自愈能力,而囊内韧带断裂则不能自发性修复,一般需外科手术修复。

一、交叉韧带损伤

交叉韧带损伤属于较严重的损伤,对膝关节的活动影响较大,如能及时诊断和早期治疗,多数膝关节功能可得到较好的恢复。

1.病因

(1)强力减速外翻外旋。

(2)强力减速内旋和过度后伸。

2.机制

前交叉韧带与胫侧副韧带或半月板损伤,或三者联合损伤较常见,因外力大小和作用点不同,交叉韧带损伤本身分为完全断裂和部分断裂,由于损伤机理不同,可造成六种类型的交叉韧带损伤。

(1)前交叉韧带下附着点胫骨棘撕脱骨折。

(2)前交叉韧带上附着点撕脱。

(3)前交叉韧带中部断裂。

(4)后交叉韧带下附着点胫骨棘撕脱骨折。

(5)后交叉韧带上附着点撕脱。

(6)后交叉韧带中部断裂。

3.临床表现与诊断

(1)外伤史:伤者自觉膝关节内有撕裂感。

(2)疼痛肿胀:膝关节内剧痛,腿软无力而跌倒,同时膝关节内积血而迅速肿胀。

(3)步态不稳:完全断裂,常伴有胫骨髁间棘骨折行走困难,不完全断裂者症状较轻,可坚持走路,但有膝软、跛行等。

（4）抽屉试验:呈阳性。

（5）外展分离试验:阳性时,表明胫侧副韧带和前交叉韧带同时断裂。

（6）X线片:如发现股骨髁间棘前部,胫骨后缘或股骨髁间凹处有小骨折片,则应考虑交叉韧带损伤的可能性。

4.治疗

（1）非手术治疗:适用于部分断裂的交叉韧带损伤,抬高患肢,长腿石膏前后托固定膝关节于30°位6周,部分前交叉韧带完全断裂,但其附着点骨折无明显移位的,可伸膝石膏托固定。

（2）手术治疗:这种治疗方法适用于完全断裂的交叉韧带损伤,特别是新鲜的前交叉韧带断裂,合并胫侧副韧带或半月板损伤的患者。一经确诊,就应争取早日手术对全部损伤尽可能做到合理的修复,缝合或切除断裂的半月板,修补交叉韧带和侧副韧带,只有早期施行全面和妥善的治疗才能使膝关节功能得到较好的恢复。

新鲜前交叉韧带断裂,应尽早行关节锁下韧带修复、重建。

陈旧的交叉韧带断裂,可用髂胫束或半月板代交叉韧带行静力性重建和用髌腱代交叉韧带行动力性重建手术。

5.术后处理

术后用长腿管型石膏固定膝关节于屈20°位4～5周。

二、侧副韧带损伤

1.病因

（1）间接暴力:外力作用于小腿或膝外侧,使股骨内收,内旋和胫骨外展造成胫侧副韧带损伤。

（2）直接暴力:膝半屈位强力内收致膝侧副韧带损伤。

2.机制

侧副韧带损伤根据程度可分为部分断裂和完全断裂两种。完全断裂可分为以下四种类型。

（1）胫侧副韧带完全断裂。

（2）韧带断端嵌夹在关节之间。

（3）膝关节损伤三联症,即胫侧副韧带损伤、合并半月板与交叉韧带损伤。

（4）腓侧副韧带完全断裂。

3.临床表现与诊断

（1）外伤史:膝部或小腿部受外力直接打击。

（2）肿胀疼痛:肿胀的程度与韧带损伤的轻重有关,严重的可合并有关节内积血。

（3）关节活动受限:韧带破裂,出血、疼痛,关节内积血或撕裂的韧带挤夹在关节间,活动明显受限。

（4）局部压痛:根据压痛点的位置和疼痛轻重。可确定韧带损伤的部位和破裂的程度。

（5）分离试验:确定胫腓侧副韧带的损伤程度。

（6）X线检查:加拍膝关节的应力片,确定胫腓侧副韧带的断裂。

4.治疗

(1)非手术治疗:适用于侧副韧带局限性纤维断裂或部分断裂。治疗目的在于减轻疼痛,消除肿胀。为促使损伤早期愈合与肢体功能的早期恢复创造条件。根据情况可采用卧床休息,石膏固定等方法。

(2)手术治疗:主要适用于侧副韧带完全断裂,或不能排除韧带完全断裂的患者,通过早期手术恢复韧带固有的连续性和完整性。

对新鲜断裂的韧带可对端缝合,重叠缝合。合并有骨块撕脱的,可给予固定,必要时可用半腱肌,股薄肌予以加强。

陈旧性的韧带断裂,膝关节仍不稳定的可行手术治疗,较多用的有:胫侧副韧带附着部移位术,半腱肌肌腱移位术,髂胫束与股二头肌腱韧带重建术。

(3)术后处理:术后屈膝 20°,石膏托固定 4～6 周。

第八节　膝关节脱位

膝关节脱位是比较少见的,只有在强大的暴力作用下,膝关节周围的软组织几乎完全被破坏时,才能造成膝关节骨端分离脱位。膝关节脱位的严重性,不仅是因为关节及周围软组织损伤广泛和严重,而是常合并血管和神经的损伤,如不早期治疗或处理不当,容易造成不良后果。

1.病因

(1)直接暴力。

(2)间接暴力旋转力、杠杆力作用。

2.机制

根据外力作用和胫骨在股骨下移动的方向,膝关节脱位可分为五种类型。

(1)前脱位:多为膝关节强烈的过伸性扣伤所致,屈膝时,外力向后作用于股骨下端或外力向前作用于胫骨上端,使胫骨向前移位,较多见。

(2)后脱位:向后的外力作用于胫骨上端,造成胫骨向后脱位,多合并动脉损伤。

(3)外侧脱位:为强大外翻力或外力直接作用在股骨下端使胫骨向外侧移位。

(4)内侧脱位:强大外翻压力使胫骨向内移位,较少见。

(5)旋转脱位:由于强大旋转外力的作用,胫骨向两侧旋转脱位少见,特点是移动幅度小,很少合并血管与神经的损伤。

另外,根据膝关节股骨髁与胫骨髁完全分离或部分分离,可将膝关节脱位分为完全脱位或部分脱位。

3.临床表现与诊断

(1)严重的膝部外伤史。

(2)伤后膝关节剧烈疼痛,膝部畸形、肿胀,关节活动受限。

(3)检查时膝关节有明显的异常活动。

(4)若合并有神经、血管损伤时,则可出现远端的神经、血管症状。

4.治疗

(1)初步治疗:通过轴向牵引及手法推挤多可直接复位。关节复位后,需要重复神经血管检查。膝关节用夹板制动并行冷敷。避免残留半脱位,特别是在需要延期手术治疗的情况下。绝大多数病例需要通过测量踝臂指数(ABI)及系列查体排除动脉损伤。

(2)最终治疗

①手术时机:膝关节脱位的急性期(损伤后14d内)关节镜检查是禁忌,因为破损的关节囊易造成液体外渗。随着自体韧带移植等韧带修复及重建技术的发展,建议延至膝关节恢复功能性活动度后再考虑手术。术者的经验及习惯也要考虑,但伤后早期重建前交叉韧带(ACL)会增加关节粘连的风险。ACL撕脱是例外情况,早期重建能够增加膝关节稳定性而不增加手术的复杂性或延长手术时间。合并后外侧角(PLC)损伤同样需要早期(伤后1个月内)重建或修复。修复侧副韧带能够提高关节稳定性,对治疗PLC损伤特别有用。

尚无明确数据支持膝关节脱位时修复还是重建侧副韧带及后外侧角更为有利。除合并撕脱骨折外,均应重建交叉韧带。存在合并损伤(软组织损伤、多发伤、感染)时,偶尔采取保守治疗。

保守治疗指在麻醉下用外固定器将膝关节固定于伸直位7~8周,随后手法锻炼、关节镜下松解及活动度锻炼。这一时间确保后交叉韧带(PCL)获得充分愈合。常需要在硬膜外麻醉下手法恢复最大活动范围。佩带支具后膝关节如能维持复位,也可选择支具治疗。

②手术治疗:膝关节脱位时PCL或ACL可保持完整。其意义在于有功能的PCL可指导术中对ACL的处理。相反,前后交叉韧带均撕裂是更复杂、更不稳定的类型,需要同时处理两条韧带。

同样,膝关节脱位可造成一侧或双侧侧副韧带撕裂。侧副韧带撕裂提示相应的关节内结构损伤,有助于指导韧带修复或韧带重建(更多采用)。

手术治疗的基本技术及原则如下:尽量采用中线切口,减少将来进行其他膝关节手术时出现切口并发症的风险。采用Krachow(1988)报道的提拉锁定方法固定撕脱的韧带。缝合或用螺钉固定骨性撕脱。不提倡直接修复,而应重建前交叉韧带,但当侧副韧带撕裂及后外侧角撕裂时,修复还是重建取决于残留的组织多少。自起止点撕脱的韧带,用螺钉或带垫圈的长钉固定,或手术重建。通过股骨及胫骨的隧道固定自体或异位韧带。膝关节脱位重建韧带的关键是PCL。同时重建多条韧带时,最好选择异体材料,优点是材料来源充分,避免自体取材时的进一步创伤。

术后用特制的支具制动。以活动度为核心的功能锻炼非常重要。足下垂时使用踝足矫形器。

第三章　骨与关节感染性疾病

第一节　骨与关节结核

一、总论

结核病是一种古老的传染性疾病。常见临床表现为咳嗽、咯痰、咯血、胸痛、发热、乏力、食欲减退等局部及全身症状。结核病可发于身体的各个部位，如肺结核、肠结核、肾结核、骨结核、中枢神经系统结核、子宫内膜结核，等等。肺外结核多继发于肺结核，骨与关节结核是结核病最常见的部位之一，半数以上的骨关节结核患者为青壮年，女性略多于男性。近年来肺结核在全球各地死灰复燃，结核病的发病人数超过乙肝上升到第1位。根据世界卫生组织的最新研究报告指出，全球每年有超过800万肺结核新增病例，每年大约有200万人死于结核，其中95％来自发展中国家，亚洲的肺结核发病率约占全世界发病率的70％。截至2003年，全球肺结核发病率仍以每年大约1％其原因，主要是交通更为便利，社会流动人口增大等诸多生物学和社会学因素，加之近20年来世界许多地区政策上的忽视，使得肺结核防治系统遭到破坏甚至消失。艾滋病患者感染肺结核的概率是常人的30倍，随着艾滋病在全球蔓延，肺结核病患者也在快速增加；因结核杆菌的基因突变、抗结核药物研制相对滞后，多种抗药性结核病菌株的产生，增加了肺结核防治的难度。中国属于肺结核发病率最高的10个国家之一，结核病疫情仍然十分严重，其流行趋势及特点存在"五多一高"：结核菌感染人数多，全国已有4亿人感染了结核菌，其中10％的人将发生结核病；现患肺结核病患者多，全国有500万肺结核病患者，占全球患者总数的1/4，其中传染性肺结核病患者200万；结核病死亡人数多，因结核病每年死亡人数约有15万；耐药结核病患者多，耐药率高达46％，被世界卫生组织列入特别引起警示的国家和地区之一；农村结核病患者多，结核病患者80％在农村；传染性肺结核病疫情居高不下，10年来，传染性肺结核患病率无明显改变。因此，结核病被卫计委列为全国重点控制的重大疾病之一。

（一）病因

1882年，德国科学家首次发现结核杆菌，并将其分为人型、牛型、鸟型和鼠型4型，其中人型菌是人类结核病的主要病原体，极少数为牛型结核杆菌。结核菌经呼吸道或消化道，罕见情况下可从外伤处直接侵入人体，在呼吸道或消化道形成原发结核灶。结核菌从初染原发灶，进入淋巴、血行播散到全身各脏器，特别是网状内皮系统包括骨关节，多数播散灶被人体中吞噬细胞所消灭，而少数播散灶潜伏下来，当机体抵抗力较强时，病菌被控制或消灭；一旦人体抵抗力降低，诸如糖尿病、硅沉着病（硅肺）、营养吸收不良、慢性肾衰竭、应用免疫抑制剂等，初染播散潜伏在骨关节中的结核菌可繁殖形成病灶，并出现临床症状。全身粟粒性结核和结核性胸膜炎等患者，结核杆菌由原发病灶经血液侵入关节或骨骼引起骨关节结核也比较常见。一般而言病程缓慢,偶有急性发作。

(二)病理

骨关节结核大多发生在负重大、活动多、易于遭受慢性劳损的部位,尤其好发于脊柱的胸椎腰椎等部位,约占50%以上;其次好发部位为负重关节,如髋关节、膝关节、踝关节等,上肢关节如肩、肘和腕关节较少见。由于机体和局部组织对结核菌反应不同,骨关节结核病变发展演化也各不相同,一般可有渗出、增殖、坏死3种基本病理表现,可同时存在于病变部位,不同的病变阶段可以一种病理表现为主。

根据病变初起部位和进展情况可将骨关节结核分为骨结核、滑膜结核和全关节结核。

1.骨结核

结核病灶仅限于骨组织,按其发病部位,可分如下:

(1)松质骨结核:多见于脊柱、骨盆、腕骨、跗骨和管状骨两端的松质骨,分为中心型和边缘型两种。松质骨中心型结核病灶特点是血供相对较少,结核杆菌产生的毒素及其代谢产物进一步导致局部血液循环障碍,骨组织的浸润和坏死,与周围活骨分离后形成死骨,吸收或排出后形成空洞。松质骨边缘型结核病灶血供丰富,病变组织易被吸收,一般没有死骨形成,仅遗留局限性骨质缺损。

(2)皮质骨结核:结核病灶多自髓腔开始,以局限性溶骨性破坏为主,一般不形成大块死骨。儿童与青少年的骨干结核可有大量的骨膜新骨形成,成人则新生骨很少,而老年人仅见溶骨性改变。

(3)干骺端结核:干骺端介于松质骨和皮质骨之间,因而其病变兼有松质骨结核和皮质骨结核的特点,既可有死骨形成,也可有骨膜性新骨形成。

2.滑膜结核

多发生于滑膜较多的关节,如膝、髋、踝、肘等关节,也可发生于腱鞘和滑囊等处。病变仅限于关节滑膜,进展缓慢。滑膜感染结核后,其表层充血,水肿,浆液渗出和单核细胞浸润,关节液增多,常呈混浊。以后滑膜由浅红色变为暗红色,表面粗糙,晚期则纤维组织增生而肥厚变硬。如病变逐渐扩散,关节软骨及骨质均受破坏,进而形成全关节结核。

3.全关节结核

单纯骨结核或单纯滑膜结核进一步发展,除骨与滑膜病变外,关节软骨也发生破坏或被剥离,而发展为全关节结核。关节软骨再生能力很差,一旦破坏,即使病变停止,缺损处也只能被纤维组织修复,失去其原有的光滑面,使关节发生纤维性或骨性强直,从而丧失关节功能。发展成全关节结核后,全身或局部症状均较显著。可有寒性脓肿形成,经组织间隙向他处扩散,有的自行穿破或误被切开,引起继发性感染,窦道经久不愈。

(三)临床表现

骨关节结核起病多较缓慢,全身症状轻重不一,多表现为午后低热、倦怠、盗汗、食欲减退和消瘦等,少数患者可无全身症状。当寒性脓肿侵入新的肌肉间隙、椎旁脓肿穿入胸腔等病情恶化时,可突然出现高热等全身症状。局部表现如下。

1.功能障碍

局部症状发展缓慢,早期多为偶然的关节疼痛,通常患者的关节功能障碍比患部疼痛出现更早。为了减轻患部的疼痛，各关节常被迫处于特殊的位置.如肩关节下垂,肘关节半屈曲位,髋关节屈曲位,踝关节足下垂位。颈椎结核常用两手托下颌,胸椎或腰椎结核者肌肉保护性痉挛,致使出现弯腰困难而小心下蹲拾物等特有的姿势。

2.肿胀

四肢关节结核局部肿胀易于发现,皮肤颜色通常表现正常,局部稍有热感。关节肿胀逐渐增大,肢体的肌肉萎缩,患病关节多呈梭形。寒性脓肿如穿破可合并感染使症状加重,形成窦道伤口长期不愈。

3.疼痛

初期局部疼痛多不明显,待病变发展刺激或压迫其邻近的神经根,如胸椎结核的出现肋间神经痛;腰椎结核刺激或压迫腰丛神经引起腰腿痛;单纯骨结核或滑膜结核发展为全关节结核时疼痛加重,才引起患者注意。为了减轻疼痛,患部肌肉一直处于痉挛状态,借以起保护作用。当患者体位改变时,尤其是在夜间熟睡失去肌肉痉挛的保护时,疼痛更加明显,小儿常常表现夜啼等。

4.畸形

因活动时疼痛而有肌痉挛,致使关节的自动和被动活动受限,持久性肌痉挛可引起关节挛缩或变形,患肢因废用而肌肉萎缩。随着病变发展,骨关节或脊椎骨质破坏或骨骺生长影响,上述特有的姿势持续不变且进一步发展,关节活动进一步受限,形成关节畸形、病理性脱臼或肢体短缩等,在脊椎结核因骨质破坏椎体塌陷及脓肿、肉芽组织形成,多出现成角后凸畸形并可使脊髓受压而发生截瘫。

(四)诊断

诊断主要应根据病史、临床表现、影像学检查、实验室检查、结核菌检查以及病理学检查等结果综合分析。多数就诊者临床症状已经比较明显,早期诊断十分困难。

1.病史与临床表现

起病一般隐匿,具体日期无法明确。绝大多数局限于单个关节。着重了解患者有无午后低热、疲乏、消瘦、盗汗等结核中毒症状。既往结核病史或与结核患者的密切接触史能为诊断提供有力佐证。体检可以发现上述符合骨关节结核的局部症状和体征。

2.影像学检查

目前临床常用的影像学检查有常规 X 线片、CT、MRI、放射性核素骨扫描和 B 超检查等。

(1)X 线平片:常规 X 线摄片是首选的经济简便的基本影像学手段。松质骨中心型结核在早期可见骨质密度增加和骨小梁模糊的磨砂玻璃样改变;稍晚可见死骨游离,死骨一般呈椭圆形,密度比正常骨质稍高;死骨吸收后局部可见骨空洞,空洞壁骨质稍致密。松质骨边缘型结核可见溶骨性破坏、缺损边缘稍致密,局部无死骨或仅有少量死骨。皮质骨结核可见不同程度的髓腔内溶骨性破坏和骨膜性新骨形成。干骺部结核则兼具松质骨结核和皮质骨结核的特点。长期混合感染则骨质明显硬化。单纯滑膜结核仅见骨质疏松和软组织肿胀。早期全关节结核除骨质疏松和软组织肿胀外,尚可看到软骨下骨板小部分破坏或模糊,但 X 线所显示的破坏范围常比实际病变要少。晚期全关节结核则软骨下骨板大部分破坏消失,关节间隙狭窄或消失,以及关节畸形或强直。除上述骨和关节的改变外,有时尚能见到寒性脓肿的影像,若脓肿壁出现不规则的钙化斑块,可诊断骨关节结核。

(2)CT检查:CT扫描具有较高的分辨率,能分辨骨、关节软骨、关节囊、肌腱、韧带等,特别是能显示骨骼细微结构的改变。尤其适合显示脊柱结核早期较小、较轻微骨质破坏及对椎管内的侵犯,而早期诊断对治疗及预后均非常重要,因此在常规 X 线检查不能确诊或需要确定椎管内是否有病变累及时,应做 CT 进一步检查。优点:①能显示椎体不同部位和程度的骨质疏松或骨皮质的溶骨性、虫蚀状骨质破坏,直观而清楚显示破坏区的肉芽组织和死骨碎片。②清楚显示附件结构极其轻微骨质破坏。③能判定椎旁软组织肿块为脓肿或肉芽组织,清楚显示椎管内的压迫程度和范围。

(3)MRI检查:对骨骼周围软组织以及脊髓等分辨率比 CT 高,选择适当的序列可以清楚显示关节软骨、肌肉、韧带、椎间盘、脊髓等正常结构和病变范围,对早期诊断帮助较大。

(4)放射性核素骨扫描:在血供丰富成骨活跃区域,局部核素浓聚,反之核素稀疏。该检查反映骨骼病变比 X 线平片出现早,但是不如 MRI 敏感。溶骨性改变为主的骨关节结核或者使用激素的患者可能呈阴性。

3.实验室检查

(1)血沉:多数患者血沉加速,较敏感但无特异性,血沉正常也不能完全排除结核病。血沉增快是结核病活动期的一种表现,血沉下降常提示病变获得控制。

(2)免疫学方法:最常用的是基于体内迟发型超敏反应的皮肤实验(TST),即以机体注射的 PPD(结核菌纯化蛋白衍生物)是否产生变态反应来判断机体曾否感染过结核分枝杆菌而作为一项辅助诊断,但是结果无法区分活动性结核或是过去感染过以及接种过卡介苗(BCG)等其他情况,对儿童骨关节结核的诊断有一定价值,对成人则一般意义不大,试验阴性也不能完全除外活动性结核包括骨关节结核;另外一个常用的方法就是检测血清的 ELISA 法。由于目前为止用于临床检测的抗原特异性和敏感性都不是很理想,所以这种方法也受到了一定程度的限制。

(3)结核菌涂片与培养:骨关节病灶中结核菌量比开放性空洞型肺结核少,脓液的结核杆菌培养阳性率一般为 50%~70%,需 4~8 周。涂片的阳性率也不高。

(4)病理组织学检查:单纯滑膜结核或椎体结核难以确诊,尤其是与肿瘤难以鉴别时,可以采用穿刺法或切开法获得标本进行活检。穿刺或切取部位须在病变典型区域,比如滑膜的肉芽组织和骨骼的囊性变部位,必须取得足够的标本量。

(5)其他:到目前为止,通过实验室检查对结核进行早期快速诊断仍有很大困难。随着分子生物学技术的发展,基因诊断技术因具有较高的敏感性、特异性而日益显示其优越性。目前用于结核分枝杆菌诊断的方法主要有 PCR、DNA 指纹技术、分子杂交和基因芯片等,但是这些技术目前仍在研究探索阶段,尚未普遍应用。

(五)鉴别诊断

1.类风湿关节炎

类风湿关节炎为多数关节受累,多侵犯手足小关节,表现为对称性关节肿胀疼痛,病情时好时坏,无脓肿死骨或窦道形成。血清类风湿因子多数阳性。关节抽液多为草黄色,培养无细菌生长。

2.化脓性关节炎

化脓性关节炎全身症状严重,常有败血症现象,发病急剧,高热,白细胞数增高,局部红肿热痛的急性炎症表现明显,关节破坏和修复过程均较快。关节抽液普通细菌培养有助于鉴别。

3.慢性化脓性骨髓炎

与结核不易鉴别,必须依靠细菌学和病理学检查明确诊断。

4.骨肿瘤

椎体中心型和椎体附件结核应与椎体肿瘤相鉴别。骨干结核须与尤文肉瘤相鉴别。后者病情发展迅速,疼痛剧烈,局部常有较大肿块,伴皮温升高和静脉怒张。

5.强直性脊柱炎

绝大多数强直性脊柱炎最早的发病部位在骶髂关节,以后逐渐上行,脊柱各向活动受限,病变可自行缓解,反复发作。约90%的患者HLA-B27阳性。X线摄片可见双侧骶髂关节软骨下骨缘模糊,骨质糜烂,尤其在髂骨一侧,是其诊断特征。

6.色素绒毛结节性滑膜炎

受累关节也有明显肿胀,关节活动受限。但病程较长,无全身症状,血沉正常,无溃破窦道。关节穿刺液为咖啡色。

(六)治疗

1.全身治疗

(1)常规抗结核药物治疗:骨与关节结核的治疗应在全身治疗的基础上兼顾病变局部的治疗。在保证充分休息、充足营养和全身支持疗法的同时合理应用抗结核药物。应遵循早期、规律、全程、适量和联用的用药原则。一些早期诊断及时治疗的病例有可能单用药物治愈。国际防结核联合会(IUAT)及WHO推荐了6种抗结核药物作为一线用药:异烟肼(INH)、利福平(RFP)、吡嗪酰胺(PZA)、链霉素(SM)、乙胺丁醇(EMB)与氨硫脲(TBL)。主张联合治疗,即在一线药物中挑选3种,小剂量并长期应用,其中1种药物必须是能杀灭结核菌的。单味药物和短期应用会增加细菌的抗药性。

异烟肼是最有效的杀菌剂,用药2天内可杀死大量细菌。它毒性低,口服方便,且价格低廉。成人剂量为每日3~5mg/kg体重。主要的不良反应为肝损害,原有肝炎或酗酒者更易出现肝损害。周围性神经病变并不多见,合用维生素B6每日10mg有助于减少不良反应。

利福平和吡嗪酰胺是最有效的灭菌剂,特别是针对周期性、暴发性生长的菌种。利福平每日10mg/kg体重的剂量足以杀灭结核分枝杆菌。它的主要不良反应为胃肠道反应和轻度的黄疸。吡嗪酰胺也是杀菌剂,它的剂量为每日20~25mg/kg体重。

乙胺丁醇是抑菌剂。最常见的不良反应为球后视神经炎,表现为视力模糊、中央盲点和红绿色盲。不良反应的发生与剂量有关。在治疗期间需测试视力与色觉。剂量为每日15~25mg/kg体重,疗程为2~3个月。

链霉素也是杀菌剂,它必须注射,剂量是每日15~20mg/kg体重,最大量为每日1g,累计总剂量不可超过120g。它的不良反应为肾毒性与听神经毒性反应,对老人与婴幼儿尤为严重,目前已不主张常规应用。

Mitchi盛,持续繁殖,数量最多的菌种,易于被异烟肼、利福平和链霉素杀死;B类代谢缓慢,生成量较少的细菌,易于被吡嗪酰胺杀死;C类呈周期性繁殖,易于被利福平杀死;D类则处于休眠状态,如果免疫力充足,不至于发病。

因此,异烟肼、利福平和吡嗪酰胺3种药物联合使用,可以同时作用于A、B、C3类不同代谢状态的菌群,兼有杀菌和灭菌的作用。目前推荐的剂量为异烟肼每日300mg,利福平每日450～600mg,吡嗪酰胺每日20～30mg/kg体重。同时每日给予维生素$B_6$10mg,也可以是异烟肼、利福平和乙胺丁醇的组合,乙胺丁醇的剂量为每日750mg。

按疗程的长短分为短程疗法与标准化疗法。凡用药不超过9个月的称为短程疗法。Hannachi等(1979)首先报道其疗效满意,但并未被广泛采纳,一般认为短程治疗不适用于肺外结核病,特别是骨结核。目前主张骨关节结核的疗程不得少于12个月,必要时可延长至18个月,如果对异烟肼产生耐药,利福平与乙胺丁醇也可以使用12个月之久。

我国骨关节结核化学疗法的标准方案为异烟肼、利福平、乙胺丁醇和链霉素联合应用。由于链霉素对第Ⅷ对脑神经毒性作用强烈,现已不将链霉素作为首选药物,特别是儿童。如果应用,亦作为强化治疗,限时3个月。其他3种药物剂量为异烟肼每日300mg,利福平每日450mg,乙胺丁醇每日750mg,12～18个月为1个疗程,必要时可延长至24个月。

(2)多重耐药或极度耐药结核病的化学治疗:多重耐药结核病(MDR-TB)指的是致病结核菌至少同时耐异烟肼和利福平。据报道,全世界约有2/3的结核病患者处于多重耐药结核病的危险之中。全球流行病学调查了包括我国2个省在内的58个国家,显示MDR-TB存在,因此骨关节MDR-TB的增多在所难免。20世纪80年代前后检测骨关节结核病灶中,没有耐2种药或4种药的菌株存在。至2005年,耐2种药物菌株检出率明显增加,耐4种药物菌株的检出率竟然高达24%。对3种以上的二线抗结核药物耐药的结核分枝杆菌引起的结核病称为极度耐药结核病(XDR-TB),WHO和美国CDC于2006年在其联合调查报告中首次阐述该病。MDR-TB或XDR-TB感染在治疗过程中短期内不会察觉,但在手术后会在术后近期内(2～4个月)迅速恶化,寒性脓肿迅速增大,出现窦道,甚至发生瘫痪。因此建议骨科医师在做骨关节结核病病灶清除术时,多做细菌培养和药物敏感试验。

目前骨关节结核的诊断主要取决于综合性临床诊断,即临床表现、实验室检查和影像学表现,接受手术治疗的病例才会有病理学诊断,很少有人会想到取病灶清除物做细菌学检查。在病理学诊断与临床诊断不符合时容易发生医疗纠纷。骨关节结核病灶中氧分压低,寒性脓肿中偏向碱性的环境均不利于结核菌的繁殖生长,因此从骨关节病灶中检出结核菌的阳性率不高,但也在50%～71%之间。BACTEC TB-460检测技术可以进行快速结核杆菌培养、菌种鉴定和药物敏感试验。还可鉴别出非结核分枝杆菌(MOTT),这是MOTT病的病原体,其临床表现酷似骨关节结核,对抗结核药物具有天然抗药性,目前发病率有上升的趋势。因此强调有条件的医疗单位在做病灶清除术时常规做病原学检测。

MDR-TB的化疗原则:①根据用药史和药物敏感试验制订个体化治疗方案;②掌握患者药物不良反应史;③坚持联合用药原则,方案中至少包括2种敏感或未曾使用过的抗结核药物,强化期最好联合用5种药物,巩固期至少有3种药物,有艾滋病者至少6种药联合;④外科手术后至少持续同一种治疗方案18个月;⑤实施每日给药和直视监督下给药治疗(DOT),有条件的患者强化期可住院治疗。

可供选择的化学药物(即二线抗结核药物)中,氧氟沙星(OFLX)、左氧氟沙星(LVFX)、乙硫异烟胺(PTH)、对氨基水杨酸(PAS)、对氨基水杨酸异烟肼(PA)、阿米卡星(AK)和卷曲霉素(CPM)为首选药物,环丙沙星(CPFX)和环丝氨酸(CYC)为次选药物,利福布汀(RFB)、司氟沙星(SPFX)、克拉霉素(CTM)和氯法齐明(CFM)则为正在研究和开发的药物。

中国防结核协会推荐的 MDR-TB 化疗方案必须以药物敏感试验和以往用药史为基础,以个体化调整为原则。

(3)抗结核药所致的肝损害的处理:肝损害是抗结核药物的主要不良反应,也是停药的常见原因,其损害机制还不甚清楚,一般认为是中毒或过敏所致。世界卫生组织所推荐的异烟肼、利福平和吡嗪酰胺的 3 种药物联合治疗方法有效率可达 97%,但这 3 种药物对肝脏都有不同程度的损害。3 种药物联合应用所产生的肝损害比单独应用或两种药物联合应用发生率更高,严重性更大,甚至是致命性的。

抗结核药物引起的肝损害在治疗上尚无统一的结论。一般认为轻至中度氨基转移酶升高,不伴有肝炎者,不需停药。出现下列情况中任何一种,应立即停药:①血清氨基转移酶水平达到或超过正常值 5 倍;②血清氨基转移酶水平升高,伴有肝炎表现;③血清胆红素水平升高。有人认为慢性肝病患者有中度肝损害者亦需立即停药。停药后积极保肝治疗,并密切监测肝功能。

停药后一般选择肝损害比较轻或没有肝损害的药物,如乙胺丁醇、链霉素或氧氟沙星,这些药物治疗效果不甚好,可以使结核病加重,还可能出现这些药物的其他毒性反应。因此这些药物只能短程应用,待肝功能恢复后应尽早恢复应用一线抗结核药物。肝功能恢复至正常,或至少氨基转移酶下降 50% 才能恢复应用抗结核药物。要一个接着一个恢复使用,开始用小剂量,并密切监测肝功能变化与临床情况,每周测肝功能 1 次,如有恶化,立即停止抗结核药物。如果停药后 4 周内肝功能没有改善,则不宜再恢复使用此类抗结核药物。

2.局部治疗

骨关节结核的治疗以药物治疗为主,局部治疗也必不可少。包括局部制动、脓肿穿刺、局部注射抗结核药物以及手术清除病灶等。

(1)局部制动:通过卧床休息、石膏固定或牵引等方法,可以减轻肌肉痉挛,缓解患处疼痛,预防和矫正关节畸形。

(2)脓肿穿刺:对全身情况不允许进行病灶清除,或者表浅的寒性脓肿或关节大量积液可采用粗针头作潜行穿刺抽液,可以减轻局部胀痛缓解中毒症状,必要时可以重复进行。穿刺点应在脓肿范围以外的最高点,于皮下潜行一段距离之后再进入脓腔,以免穿刺后针孔流脓形成窦道。如有窦道形成,可于局部放置引流管,但是不做局部抗生素灌流冲洗以免将细菌带入内部,引起深部感染。

(3)局部注药:适用于早期单纯滑膜结核和手、足等短骨结核。常用异烟肼 0.2～0.3g 或链霉素 0.5～1.0g,每周 1 次腔内注射,3 个月为 1 个疗程。

(4)病灶清除术:虽然对于是否应当手术干预结核病灶至今仍存在不同观点,但是现在大多数学者赞同在抗结核药物治疗有效的基础上,必要时应施行骨关节结核病灶清除术。手术可以明确诊断,减轻全身中毒症状,显著缩短疗程,防止病变发展或复发,保留部分或全部关节功能,预防或矫正关节畸形,明显提高治愈率,为了防止术后结核病灶的播散,术前必须使用足量的抗结核药物,通常至少2周,对于处于活动期的脊柱或髋关节结核等,目前有人主张用药延长至4~6周。但对于不完全截瘫进展为完全截瘫,骨结核即将穿入关节腔形成全关节结核可能者,应酌情提前手术。

一般来说,病灶清除术的适应证:①病灶内存在大量死骨;②病灶内或周围存在难以自行吸收的较大脓肿;③窦道经久不愈;④单纯滑膜结核或骨结核即将进展为全关节结核;⑤出现脊髓压迫症状。

手术干预的禁忌证:①身体其他部位的原发或继发结核病灶处于活动期;②血沉＞50mm/h,全身中毒症状明显,用药后无改善;③界限不清的单纯性骨结核;④患者年龄过小;⑤全身状况差,不能耐受手术者;⑥有明显混合感染尚未控制者。

3.治愈标准

①全身状况良好,体温正常,食欲良好;②病灶局部无压痛、脓肿、窦道,肌肉无痉挛,活动无疼痛;③血沉反复检查正常或接近正常;④影像学检查脓肿消失,骨质疏松好转,骨小梁恢复,病灶边缘清晰;⑤治疗结束,每3个月复查一次,连续3次病变静止无变化,随访3年无复发。

二、脊柱结核

脊椎结核在全身骨关节结核中发病率最高,约占骨关节结核总数的一半,其中以儿童和青少年发生为最多。所有脊椎均可受累,以往以腰椎结核最多,近年来以胸椎为多见,腰椎次之,其次是骶椎和颈椎等。椎体结核占绝大多数,单纯附件结核少见。

(一)病变类型

脊椎结核病变常累及一个或两个相邻的椎体,偶见跳跃型病变。根据初始病灶所在的位置,脊柱结核一般可分为如下。

1.中心型

结核原发病灶位于椎体中心。小儿因椎体周边软骨成分多,其中心骨化部分小,故病变为中心型。病变发展后骨化中心可有塌陷,早期椎间隙尚在。中心型结核病变以骨坏死为主,常见死骨形成。成人中心型结核有时可长期局限于单个椎体之内,椎间盘不受累,易与肿瘤相混淆。

2.边缘型

发生在较大儿童或成人,起于椎体上缘或下缘的骨骺,病变常迅速破坏椎间软组织,使椎间隙狭窄或消失,上下椎体相连。椎体后缘的病变容易造成脊髓或神经根受压。

3.骨膜下型

位于椎前韧带下,常扩散累及上下邻近脊椎。

4.附件结核

单纯横突、椎板、椎弓根或棘突结核,少见。

颈椎结核脓肿可出现在颈椎前使咽后壁隆起,可引起吞咽或呼吸困难。胸椎结核常形成椎前和椎旁脓肿,也可出现在后纵隔区或沿肋间向胸壁发展。腰椎结核脓肿常至盆腔,形成腰肌脓肿,沿髂腰肌向下蔓延到腹股沟或股内侧,从股骨后达大粗隆,沿阔筋膜张肌和髂胫束至股外侧下部,或向后蔓延到腰三角区,形成所谓寒性脓肿。椎体病变因循环障碍及结核感染,有骨质破坏及坏死,有于酪样改变和脓肿形成,椎体因病变和承重而发生塌陷,使脊柱弯曲,腰背部可出现"驼峰"畸形。由于椎体塌陷,死骨、肉芽组织和脓肿形成,可使脊髓受压或血供受累而发生截瘫。

(二)临床表现及诊断

1.疼痛

主要在脊椎病变部位,起病时疼痛隐匿,随病变发展而加剧,主诉背(腰)部疼痛及放散痛,休息后可减轻或暂时消失,承重、行走和脊柱活动时疼痛加剧。可伴有贫血、食欲不振、午后低热、盗汗、体重减轻等全身症状。

2.脊柱活动受限

脊柱活动受限是椎旁肌肉痉挛引起,是机体的一种保护机制。儿童因熟睡后肌肉松弛,腰部稍动即引起疼痛,出现"夜啼"。颈椎结核患者常用两手托住头部,腰椎结核患者腰部僵直如板,不敢弯腰,改为屈髋、屈膝拾取地上物品,称为拾物试验阳性。

3.脊柱畸形和寒性脓肿

晚期常有背部畸形和寒性脓肿,有时是促使患者就医的原因。位置深在的寒性脓肿早期不易发现。

4.截瘫

未经适当治疗的患者,晚期有脊髓受压,出现部分或完全截瘫,为危害患者的严重并发症。

5.影像学检查

X线检查可显示不规则的骨质破坏,椎间隙变窄或消失,椎体塌陷、空洞、死骨和寒性脓肿阴影等征象。CT检查可见椎体中前部呈典型的碎裂型破坏,椎体前缘或中心骨破坏呈溶骨型,可见椎旁脓肿,脓肿内斑点、小片状钙化。MRI对脊柱结核的早期发现有重要意义。MRI可清晰显示椎旁软组织的轻微肿胀,早期的受累椎体骨破坏在T1加权像呈低信号或等信号,T2加权像呈高信号。Gd-DTPA增强扫描时可见骨破坏区周围有边缘性强化,椎旁脓肿呈环形强化。截瘫患者可显示脊髓受压的平面,影像增强后可区分椎管内脓液或结核性肉芽组织及其延伸节段,有助于确定手术减压范围。检查时应注意有无其他病灶,如肺结核、生殖泌尿系结核等。

目前脊柱结核的诊断仍以临床症状、体征和影像学证据为主。典型者诊断不难,非典型者CT及MRI有助于鉴别诊断。但对于早期或不伴脓肿的脊柱结核有时难以与肿瘤、类肿瘤、非结核性脊柱感染等形成的骨破坏区分。细菌学和病理学检查是确诊结核的重要手段。

(三)治疗

脊柱结核是全身结核的一部分,以非手术治疗为主。通过支持疗法、局部制动和药物疗法等手段,必要时手术清除病灶、融合脊椎,早日恢复患者的健康。

1.非手术疗法

(1)全身支持:加强营养,增强机体抗病能力。

(2)局部制动卧床使病变脊椎不承重,是防止病变发展、严重畸形和截瘫的必要措施。在病灶活动期必须坚持卧床,否则病变的椎体在承重情况下,将加速破坏、塌陷,形成严重畸形,甚至发生脊髓受压造成截瘫。在发育较快的儿童,尤其易于出现严重驼背畸形及截瘫。卧床期间可适当进行四肢运动和背部肌肉收缩活动。

(3)抗结核药物的应用。

(4)病变愈合后逐步增加活动,要防止脊柱过多承重,以免病情反复。

2.手术疗法

在适当情况下应采用手术疗法,以达到治愈病灶,缩短疗程和恢复机体功能的目的。根据病情选用脊柱融合、病灶清除、脓肿切除或刮除、窦道切除等手术。一般有明显椎体破坏和寒性脓肿或大块死骨,多采用病灶清除和脊椎融合术;如病灶局限,骨质破坏少,亦可只采用脊椎融合术。对小儿患者手术要慎重,一般以非手术疗法为主,但必须坚持卧床,防止承重走路,必要时采用脊椎融合术及病灶清除术。

需要手术的绝对指征:①因病骨与病变的髓核组织突出于椎管内产生神经症状;②巨大的椎旁寒性脓肿;③在抗结核药物治疗期间神经症状加重;④在抗结核药物治疗过程中脊柱后凸或不稳定加重。

手术的相对指征:①需要切取组织做病理学检查;②有神经症状不能耐受长期卧床;③疼痛剧烈,有机械性压迫者;④脊柱不稳定,自行融合无望且有疼痛者。

抗结核药物治疗可以有效地控制病情,并在某种程度上防止脊柱后凸的进展,但在一些椎体结核病例,特别是原有生理性后凸的部位如胸椎和颈胸椎交界处的脊柱结核特别是多个脊椎受累者,其后凸程度是相当严重的,这些病例就要考虑外科干预。

对脊柱结核的外科干预已由单纯的后路稳定化手术发展至前路手术,并使用了内固定器械。脊柱结核的病灶几乎全部集中在前方,因此主张前路手术,可以清除脓液、干酪样坏死组织与病骨等一切致压物质而达到脊髓充分减压并做自体骨移植,一般取自髂嵴,不宜采用异体骨或人工替代物。前路手术使脊柱后凸发生率从38.9%减少至17%。

经肋横突切除途径做病灶清除术已日渐减少,但对引流脓肿比较方便。

经后路安装金属内固定器已渐渐增多,由于技术上进步与熟练,又不进入病灶,术后感染的发生率不会升高。内固定器只是替代了石膏外固定,它可以使患者早期活动,适用于不宜久卧床褥者。后路稳定手术兼做椎板减压手术会破坏原有的后方稳定性,会加重脊柱的后凸,甚至产生内固定物崩溃,因此兼做椎板切除术不可取。

经前路安装金属内固定器的报道亦日渐增多,并取得短期随访的良好结果,但也不乏因窦道形成、畸形加重的不良反应,因此必须掌握好手术指征,特别要重视病原学检查。

脊柱结核并发神经症状者需前路减压手术,据 Watts 报道,即使延迟至9个月时手术仍可取得不全性恢复。HO 报道延迟至1年手术很难完全恢复,如果迟延至2年时很难有实质性恢复,因此主张及早手术。迟发性截瘫都是一些高度脊柱后凸的病例,致压原因为脊柱前方有成锐角的骨嵴与瘢痕组织的缩窄,还可能有脊髓前血管的阻塞所致脊髓变性,使手术十分艰难,效果不佳,瘫痪甚至死亡的发生率都很高。

三、肩关节结核

(一)病理

通常起源于肱骨头,也可发生在关节盂或滑膜。可形成脓肿向肱二头肌沟、喙突或腋下扩散,穿破后形成窦道。

（二）临床表现及诊断

起病缓慢,早期仅有局部疼痛和关节活动轻度受限。随病情进展,出现肩关节外展外旋时疼痛,伴局部肿胀和关节周围肌肉萎缩。X线片显示单纯滑膜结核仅为关节肿胀,关节周围骨质疏松。肱骨或肩胛骨结核可见骨质破坏、死骨或空洞等。全关节结核表现为关节间隙狭窄、骨质破坏、肩关节脱位或半脱位。

（三）治疗

大多数肩关节结核经非手术治疗可以治愈。保守治疗包括应用抗结核药物,休息和支持疗法,肩关节制动,关节腔内抽液并注射抗结核药物等。保守治疗无效者可考虑手术。对单纯滑膜结核保守治疗无效者,可行肩关节滑膜切除术。对早期全关节结核可行肩关节病灶清除术。对晚期全关节结核者,多需病灶清除及关节融合术,术后用肩"人"字石膏固定肩关节于功能位3个月,如有窦道则只作病灶清除及外固定。

四、肘关节结核

（一）病理

为上肢结核最常见的部位,多见于成人,儿童少见。单纯骨结核多见于尺骨鹰嘴,其次为肱骨内外髁。单纯滑膜结核少见。中心型松质骨结核多见,常伴死骨形成,易扩散为全关节结核。肘关节表浅,脓肿易于形成窦道并发混合感染。如无适当处理,关节常僵硬于半伸直位,严重地影响上肢功能。

（二）临床表现及诊断

早期症状为肘部肿胀疼痛,屈伸活动受影响,继而前臂旋转功能受限,肿胀以肘关节前后方明显,关节周围肌肉萎缩。病情稳定后关节常僵硬于半伸直位,晚期可有窦道形成。X线检查可见关节肿胀、间隙狭窄、骨质破坏等。注意与类风湿关节炎、创伤性关节炎、化脓性关节炎等相鉴别。

（三）治疗

对早期单纯骨结核应及时作病灶清除,植骨充填空腔。单纯滑膜结核大多可经非手术治疗治愈。若保守治疗3个月无效,则作滑膜切除,伤愈后及时活动以保存关节的活动度。如为早期全关节结核,宜作关节清理滑膜切除术,尽量保存关节的活动度。晚期全关节结核者,根据患者的职业和生活要求,可采用关节融合术或关节成形术。

五、髋关节结核

髋关节结核占骨关节结核的20%～30%,儿童发病多见,亦可见于成人。

（一）病理

髋关节结核可分为单纯滑膜结核、单纯骨结核和全关节结核。初起病灶以单纯骨结核为多见,滑膜结核较少。骨型病灶多起于髋臼或股骨头,逐渐扩大,穿入关节,形成全关节结核。滑膜型病灶,也可扩散破坏关节软骨、股骨头、颈和髋臼,成为全关节结核。病灶常有干酪样坏死组织和寒性脓肿形成,并可向腹股沟区或大粗隆处穿破,引起窦道和合并感染。由于股骨头、髋臼进行性破坏和屈曲、内收痉挛,可使关节发生病理性脱位。病变静止后,有纤维组织增生,使关节形成纤维性强直或骨性强直,常呈内收和屈曲畸形。病变自愈的病程很长,且不可避免地发生广泛破坏和畸形。

(二)临床表现及诊断

1.疼痛

起病缓慢,症状隐匿。早期为髋部和膝部疼痛(沿闭孔神经向膝部放散)。最早出现的症状之一可能是肢体僵硬,晨起明显,活动后改善,久之跛行,引起患者及家属重视。检查时病变的髋关节有活动受限和疼痛,疼痛随病变的发展日趋严重,活动时加重。

2.肌肉痉挛、萎缩

由于疼痛引起的肌肉痉挛,有防止肢体活动的保护作用。儿童常有夜啼,长期痉挛和废用的结果使肌肉萎缩,股四头肌萎缩尤为明显。

3.畸形

由于肌痉挛的结果,髋关节有屈曲、内收挛缩畸形,托马征(Thomas)阳性,并可引起髋关节半脱位或全脱位,肢体相对地变短。由于疼痛、骨质破坏,导致畸形和肢体变短。

4.压痛

髋关节前部和外侧有明显压痛。膝关节检查无异常。

5.窦道形成

晚期常有窦道形成,大多在大粗隆或股内侧,关节合并感染。

6.影像学检查

早期应摄双侧髋关节 X 线片进行对比。可见闭孔内肌和闭孔外肌肿胀,关节积液及滑膜增厚。早期可见股骨头及髋臼骨质疏松,以后因软骨破坏关节间隙变窄,骨质可有不规则破坏,有死骨或空洞,甚至股骨头、颈完全破坏,但少有新骨形成,可有病理性脱位。CT 能早期发现髋臼、股骨头、股骨颈等处骨型结核病灶。MRI 可见髋关节结核的炎症感染表现,受累部位的细胞成分和水量增多,在 T1 加权像上骨髓信号强度减低,T2 加权像上信号增强。

诊断要点:要结合病史、全身和局部症状、血沉、影像学等情况进行分析。注意与化脓性关节炎、类风湿关节炎、一过性髋关节滑膜炎、股骨头坏死等相鉴别。

(三)治疗

1.首先要着重全身治疗,改善全身情况,增强机体的抵抗力。

2.应用抗结核药物　在结核病灶活动期和手术前、后,应用抗结核药物。

3.牵引　可纠正肌肉痉挛引起的关节畸形,用持续皮肤牵引,早期纠正部分或全部屈曲挛缩,用牵引法保持关节面分离,以防粘连。

4.手术治疗　对软骨与骨结构保持完整的早期髋关节结核病例,不主张手术干预。必要时手术仅限于活检与关节腔内减压目的。在单纯型骨结核,应手术清除结核病灶,以免病灶穿入关节形成关节结核。全关节结核由于关节病变广泛,非手术疗法很难治愈,且不可避免会发生关节强硬和畸形,在全身情况改善后,应争取早期手术治疗,有严重骨损毁者可做关节融合术。融合后会带来生活与工作上不便,必须根据患者的职业、文化背景、个人愿望与家庭情况决定。股骨头已完全毁坏者,可考虑大粗隆-髂翼融合术。对髋关节结核需做融合术者允许做标准的内固定手术。

骨水泥型与非骨水泥型的全髋关节置换术同样适用于髋关节结核,最长随访期为 13 年,复发率为 5% 左右。

目前有人主张采用分期手术治疗，即对已有软骨与骨损害的髋关节病例先施行病灶清除术，接着使用规范化抗结核药物治疗。待临床表现与实验室检查证实病变稳定时再进行二期手术。二期手术方法视年龄而定，年轻的做融合术，年长的做非骨水泥型全髋置换术。

六、膝关节结核

膝关节滑膜面积大，松质骨区体积大，承重强度高，运动损伤多发，结核发病率也较高，仅次于脊椎和髋关节结核。

（一）病理

初起时大多为滑膜型，病程较长，可持续数月或更长时间。随着滑膜结核性肉芽侵入关节软骨及软骨下松质骨，发展为全关节结核，骨型病灶多在胫骨上端或股骨下端，可分为中心型和边缘型两种。前者易出现死骨，后者常见于干骺端，死骨少见。两者均可扩散为全关节结核。受累关节滑膜肥厚充血，颜色稍灰暗，呈半透明状，有的部分显示豆渣或豆腐乳样，可有积液和粘连，肉芽组织蔓延至软骨面上，有的可因摩擦而脱落，露出骨面。如骨骺破坏，可引起肢体短缩畸形。由于膝关节周围缺少肌肉覆盖，肌肉萎缩，肿胀明显，关节呈梭形肿大。脓肿较易穿破形成窦道，病程很长，很难自愈，多需手术治疗。

（二）临床表现及诊断

起病缓慢，通常为单关节发病。早期症状不明显，单纯滑膜结核早期为弥漫性关节肿胀，仅有关节胀痛，往往发病较长时间后才就诊，部分患者初诊时已是全关节结核。单纯骨结核症状更隐匿，病情进展后，逐渐出现患处肿胀疼痛，至全关节结核时出现肌肉萎缩，关节间隙狭窄，骨质破坏，活动受限，伴有疼痛和压痛。晚期由于疼痛而有肌肉痉挛，导致膝关节屈曲挛缩和内、外翻畸形。常有窦道形成，合并感染。由于疼痛和畸形，患者跛行明显。

诊断应根据临床表现、体温、血沉、X线检查，必要时及时做活体组织检查以确定诊断。尽力争取早期确诊，有时周围淋巴结也有结核病变，取病变处做活检对诊断膝关节结核有一定意义。应与创伤性、化脓性以及类风湿关节炎等相鉴别。

（三）治疗

1.支持疗法和抗结核药物治疗

改善全身健康状况。

2.单纯滑膜结核

关节内注射链霉素 1g，或者注入异烟肼 0.2g，每周 1 次，3 个月为 1 个疗程。如经药物治疗半年效果不理想，滑膜增生明显伴关节肿胀疼痛者，可考虑手术切除滑膜。术后继续抗结核药物治疗。

3.单纯骨结核

应及早去除病灶，以免向关节扩散。

4.早期全关节结核

通常抗结核药物足以控制病情，一般不主张对早期膝关节结核病例施行滑膜切除术。在没有明显的骨与软骨毁坏时，早期病例的手术仅限于活检与引流脓性液体。有骨软骨破坏的患者，施行病灶清除术，术后不做外固定，主张早期活动。对有关节畸形的患者，强调使用外固定。

5.晚期全关节结核

后期病例关节间隙与骨结构损毁严重,同时存在软组织平衡问题,对于该类年轻的患者,仍主张做病灶清除及关节融合术。在彻底清除病灶后融合膝关节于功能位。对年龄较大的患者,在抗结核药物控制下做膝关节置换术已有报道。抗结核药物使用至少3个月,还要从临床表现与实验室检查证实结核菌已杀灭,手术后还要继续规范化的抗结核治疗。术后结核复发率大约在1/7。目前不主张对活动期膝关节结核行快速性膝关节置换手术,而采用在充分化疗后分期手术。

七、踝关节结核

踝关节结核较为少见,患者多为青壮年和10岁以下儿童。滑膜结核多见于儿童,距骨或胫骨远端结核容易扩散至滑膜形成全关节结核。踝关节周围没有肌肉覆盖,软组织较少,脓肿常破溃合并感染,形成窦道。

多数发病缓慢,常有踝关节扭伤史。全身症状一般不明显,踝关节局部早期疼痛不明显,单纯内踝或外踝骨结核可有固定压痛点,晚期滑膜结核或全关节结核则关节广泛肿胀,疼痛明显,踝部活动受限。久之小腿肌肉可有萎缩,晚期多有足下垂和内翻畸形及窦道形成。

X线在单纯滑膜结核可见邻近骨质疏松和软组织肿胀。单纯骨结核可见骨质破坏,全关节结核可见软骨下骨质模糊,晚期关节间隙狭窄,骨皮质菲薄,关节畸形。

单纯滑膜结核可在关节腔内注入异烟肼0.2g,每周1次,3个月为1个疗程。单纯骨结核应行病灶清除术,无并发感染者可采用自体松质骨植骨填充空腔。早期全关节结核应及早施行病灶清除术以尽量保留部分关节功能。晚期全关节结核者应施行病灶清除术并同时将踝关节融合于90°～95°功能位。

八、跗骨跖骨结核

距骨、跟骨结核较多,跟骨结核占全部跗骨结核的一半以上。跖骨和趾骨结核较少,舟骨、骰骨和楔状骨结核则少见。发病率可能与承载负荷大小或外伤史有关。跟骨或距骨结核向踝关节穿破可形成踝关节结核。跗骨结核易扩散形成多处结核,常因穿破而合并感染形成窦道。

跗骨和跖骨结核在相应解剖部位有局限性肿胀和压痛,晚期足背肿胀,负重和足内外翻活动可引起疼痛,影响行走。检查局部有压痛。足部常有跖屈外翻或内翻畸形,X线有时因为跗骨和跖骨之间的相互遮挡难以发现松质骨破坏,需行CT检查并与对侧比较才能发现细小的骨质破坏和软组织肿胀。应与平足、类风湿关节炎及其跟骨炎、舟状骨无菌性坏死以及跟骨肿瘤等相鉴别。

对没有明显死骨的患者可采用非手术治疗。对于非手术治疗无效,或死骨明显,脓肿即将溃破者一般通过手术清除病灶,必要时融合关节。如病灶在骨质内,无合并感染者应在清除后植骨。如有合并感染,应按慢性骨髓炎处理方法清除病灶,伤口愈合后,必要时二期融合关节。在个别距骨或趾骨结核患者,可作病骨切除。切除病变时要考虑足骨的再排列,通过计划截骨及植骨尽量保留足部功能。

九、肌肉结核

肌肉结核分为侵蚀性和血源性两种。侵蚀性肌肉结核继发于骨关节结核,很常见,通常为邻近组织的结核蔓延而来,如腰大肌脓肿、三角肌脓肿、臀大肌脓肿等,易于诊断,治疗以,原发病灶为主。血源性肌肉结核罕见,全身任何肌肉都可累及,但以股四头肌和腓肠肌为多见。半数以上的患者常合并肺结核或其他部位的结核,一般发病缓慢,局部症状主要是缓慢增大的散在的肌肉内包块,可随肌肉收缩沿肌纤维方向移动。疼痛和功能障碍轻微,触诊少有波动感。晚期肿块可以相互融合,脓肿破溃形成窦道。X线可见受累肌肉内有块状阴影,有时可见不规则钙化影。

由于血源性肌肉结核极为少见,因而诊断困难。容易与肿瘤、包囊虫病、化脓性肌炎等相混淆。明确诊断依赖肿块穿刺或切取活检。对单发病变可做手术切除以根除病灶并明确诊断;对多发病变可保守治疗。脓肿巨大者定期抽脓同时注入抗结核药物,迁延不愈的重点病灶也可手术治疗。

十、腱鞘结核

与肌肉结核一样,腱鞘结核也分为侵蚀性和血源性两种。侵蚀性腱鞘结核相对多一些,由邻近骨关节结核蔓延引起,如肩关节结核引起肱二头肌长头腱鞘结核。血源性腱鞘结核少见,多发生于腕部,其次为手指。病理过程与关节滑膜结核类似。受累滑膜充血、水肿、渗出增加。渗液中的纤维素块经肌腱的反复滑动塑形可变为大量的瓜子仁样的米粒体,肌腱组织被侵蚀破坏导致断裂甚至消失。

发病缓慢,全身症状不明显。受累腱鞘沿途肿胀,局部地区受韧带或支持带的约束形成特有的葫芦状。肌腱活动时有明显的捻发音。早期轻微疼痛,功能受限不明显,脓肿形成或窦道出现时疼痛加重伴肌腱粘连或断裂,功能受限,

根据病史和典型体征腱鞘结核的诊断并不困难。应与腱鞘囊肿、关节疝、狭窄性腱鞘炎、类风湿腱鞘炎、化脓性腱鞘炎、腱鞘肿瘤(如黄色瘤、滑膜瘤、血管瘤等)相鉴别。确诊依据细菌培养和切取活检。

早期可采用全身和局部抗结核药物治疗,局部制动。保守无效者可做病灶清除术,包括局部滑膜切除,松解粘连的肌腱,切除侵蚀破坏的肌腱,二期修复重建等。

十一、滑囊结核

滑囊结核也可分为血源性和侵蚀性两种。侵蚀性滑囊结核较常见,症状和治疗均以原发病灶为主。血源性滑囊结核常见于股骨大粗隆滑囊。早期表现为局部肿胀,疼痛不明显。肿块边界较清楚,可有波动感和轻压痛。X线片除显示局部软组织肿胀外其他无异常。应与肿瘤作鉴别诊断。通过局部穿刺、细菌培养或切取活检确立诊断。确诊后可采取全身及局部抗结核药物治疗,无效者可手术切除病变的滑囊。

第二节 病毒感染所致骨关节病

病毒性感染所引起的关节炎临床并非少见,其发病机制目前尚不十分清楚,有以下几种可能因素。首先是病毒对组织细胞的直接损伤,其次病毒感染会改变宿主细胞的抗原性,从而诱发自身抗原抗体反应;也有可能由感染引起的炎症因子引起继发性的局部及全身的病理反应,

或者病毒直接作用于机体免疫系统导致免疫功能紊乱。

病毒性关节炎是非特异性的关节炎,起病急骤,在病毒感染的早期发生,常常伴有特征性的皮疹。一般病程较短,关节破坏少,复发少。乙型肝炎病毒、风疹病毒、腮腺炎病毒、腺病毒,甚至人类免疫缺陷病毒等都有可能引起这类病毒性关节炎。

一、病毒性肝炎性关节炎

有很多种肝炎病毒均能引起病毒性肝炎,一般分为甲型、乙型、丙型、丁型和戊型肝炎,其中以乙型肝炎病毒引起的病毒性关节炎为多见。通常是青壮年患者,在病毒性肝炎的前驱期或发病初期,突然出现比较剧烈的关节肿胀疼痛。以掌指关节及近节指间关节肿痛最为常见,其次常见于膝关节,也可累及腕关节、踝关节、肩关节或肘关节,常为对称性,有时也可以单关节发作或呈游走性关节炎,甚至表现为腱鞘炎或滑囊炎。受累关节红肿,皮温升高,疼痛明显,伴有晨僵。常见荨麻疹或瘙痒性皮疹,好发于小腿,有时可以在足部出现血管神经性水肿。关节症状多在数周内缓解,少数患者症状持续数月。此类关节炎一般不产生关节骨质或软骨破坏,痊愈后一般不会遗留畸形。

病毒性肝炎引起关节炎可能与免疫复合物的形成有关。机体遭受肝炎病毒入侵后即产生针对病毒表面抗原的抗体,在一定条件下,抗原抗体结合形成免疫复合物,并沉积在关节滑膜中,诱发机体的免疫反应,从而表现为急性炎症,引起受累关节肿胀成减少并消失,关节炎和皮疹也随之消退。

患者有肝炎病史,或者与肝炎患者的密切接触史或输注血液及血制品史,关节炎起病急骤,以对称性受累为主,尤其是手部小关节受累多见,受累关节表现为红肿热痛,或腱鞘、滑囊炎症,伴有皮肤荨麻疹或皮下结节。实验室检查可发现血液及关节液中 HBsAg 阳性,血清 ALT 升高,滑液中白细胞增高,补体 C3、C4 等下降,尿常规可有镜下血尿和红细胞管型等,综合以上各项,病毒性肝炎性关节炎的诊断不难确立。

积极治疗病毒性肝炎,给予保肝药物以及抗病毒药物等,注意适当休息。由肝炎病毒引起的关节炎病程为自限性,主要为对症治疗,适当选用非甾体类抗炎药物可以减轻关节肿胀和疼痛。

二、流行性腮腺炎病毒性关节炎

流行性腮腺炎是由腮腺炎病毒引起的急性、全身性感染,本病好发于儿童,亦可见于成人。临床特征为发热及腮腺非化脓性肿痛,并可侵犯各种腺组织或神经系统及肝、肾、心脏、关节等器官。从患者唾液、脑脊液、血、尿、脑和其组织中均可分离出病毒,通过直接接触、飞沫、唾液污染食具和玩具等途径传播;本病一年四季都可流行,以晚冬、早春多见通常潜伏期为 12～22天。约 1/3 的腮腺炎患者以没有腮腺肿大,这种亚临床型的存在,造成诊断、预防和隔离方面的困难。

腮腺炎病毒为一种单链 RNA 病毒。该病毒仅有一个血清型,因与副流感病毒有共同抗原,故有轻度交叉反应。腮腺炎病毒经口、鼻侵入机体后,在上呼吸道上皮细胞内繁殖,引起局部炎症和免疫反应,如淋巴细胞浸润、血管通透性增加及 IgA 分泌等然后,增殖后的病毒进入血液循环,发生病毒血症播散人不同器官,如腮腺、中枢神经系统等。在这些器官中病毒再度繁殖并再次侵入血液循环,散布至第 1 次未曾侵入的其他器官,引起炎症,临床呈现不同器官相继出现病变的症状。病理变化特征是腮腺的非化脓性炎症,包括间质水肿、点状出血、淋巴细胞浸润和坏死等。因脉管上皮细胞水肿、坏死,腺管中充满坏死细胞和渗出物而常致阻塞,唾液淀粉酶排出受阻而使血和尿中淀粉酶增加。其他器官如胰腺、睾丸等亦可发生类似的病理改变。

　　腮腺炎合并关节炎多见于 30 岁左右的成年男性。关节炎通常起始于腮腺炎发病后 1～3 周,一般在发病 10 天左右。最常见的表现为游走性多关节炎,主要累及膝、肩、肘、髋关节以及手指各小关节,出现关节肿胀疼痛伴晨僵。少数患者仅表现关节症状而无腮腺炎症状。

　　实验室检查可见外周血白细胞计数正常或稍低,后期淋巴细胞相对增多。有并发症时白细胞计数可增高伴核左移,血沉明显增高。类风湿因子一过性低滴度阳性,久之转阴。90％患者的血清淀粉酶有轻度和中度增高,有助诊断。淀粉酶增高程度往往与腮腺肿胀程度成正比。中和抗体试验,低滴度如 1∶2 提示特异免疫反应。中和抗体特异性强,但不做常规应用。早期及恢复期双份血清测定补体结合及血凝抑制抗体有显著增长者可确诊(效价 4 倍以上)。国外采用酶联免疫吸附法及间接荧光免疫检测 IgM 抗体,可作早期诊断。早期患者可在唾液、尿、血、脑脊液中分离到病毒。

　　根据以上流行病学特点及临床表现,结合实验室检查结果,可以明确诊断。本病是一种自限性疾病,抗病毒药物无效,主要为对症治疗。患者应卧床休息,适当补充水分和营养,饮食须根据患者咀嚼能力决定,不给予酸性食品。可给解热止痛药、睾丸局部冰敷并用睾丸托支持。糖皮质激素疗效不肯定。严重呕吐者应补充水分及电解质。对关节炎主要以非甾体类抗炎药物对症治疗。

三、风疹病毒性关节炎

　　风疹是儿童时期常见的一种较轻的出疹性传染病。春冬两季发病较多,传染性强。任何年龄都可以得风疹,5 岁以内的小儿患病最多。感染风疹病毒的患者中 1/3 的人会出现关节肿胀疼痛。有时接种风疹疫苗后也可出现关节炎的表现。罹患风疹病毒性关节炎的成人比儿童多,女性比男性多。风疹是由风疹病毒引起的。风疹病毒属于被膜病毒,为单链 RNA 病毒。在电镜下观察呈球形,直径 50～70nm,中心为核糖核酸和衣壳,外有脂蛋白膜。病原体由口鼻及眼部的分泌物直接传给他人,或通过呼吸道飞沫散播传染。由于该病毒对关节组织的亲和性,可侵袭滑膜造成关节损伤,其免疫复合物也可能参与了关节炎的发病过程。潜伏期一般 10 天左右,前驱期很短,症状不严重,一般为咳嗽、喷嚏、流涕、咽痛等轻微的上呼吸道炎症,体温 38℃左右,发热当天即可出现皮疹。见于头面部,第 2 天见于躯干及四肢,为淡红色斑丘疹。手掌面以及足底大多无疹,皮疹 2～3 天消退,无脱屑或色素沉着。耳后及枕部淋巴结肿大,可在出疹前一天出现,持续 2～7 天。关节炎常在发疹期间或发疹后期出现,偶尔可早于皮疹出现。主要受累关节为手指小关节、腕关节、膝关节、踝关节、足部以及肘关节。最常见的症状是关节疼痛,伴有关节周围软组织肿胀和晨僵。关节炎症状一般持续 10 天左右。接种减毒疫苗后出现的关节炎通常于接种后 10 天左右发作,受累关节与自然感染风疹病毒后出现的关节炎部位相似,膝关节受累更常见,可伴有肌肉疼痛和感觉异常。有时还可出现类似腕管综合征的手部麻木、刺痛和手臂疼痛,或者膝关节和腘窝部剧烈疼痛,使患者处于强迫屈膝位。

　　如果患者在 2～3 周内与风疹患者有接触史,既往已接受过麻疹活疫苗接种,临床上出现呼吸道轻度炎症,低热,伴有特殊的斑丘疹,以及耳后、枕部及颈后淋巴结肿大,即可初步诊断为风疹。如有条件测定血清中风疹 IgM 抗体为阳性,咽拭子标本或尿或脏器活检标本中分离到风疹病毒,或恢复期血清风疹 IgG 抗体滴度较急性期有 4 倍以上升高或恢复期抗体阳转,即可确诊。

本病预后良好,并发症少,恢复快。不论发病时症状轻重,大多对风疹病毒获得终身免疫。本病药物无特殊治疗,要注意隔离。在发热期间,应卧床休息,给予流质、半流质饮食,适当选用非甾体类抗炎药物对症处理关节炎症状。

第三节 寄生虫感染所致骨关节病

一、骨包虫病

包虫病是棘球绦虫的幼虫(棘球蚴)寄生于人或羊、牛等多种动物体内的一种人畜共患寄生虫病。骨包虫病是指棘球蚴寄生于骨骼中所产生的临床症状。全世界各地均有包虫病。在我国多流行于畜牧地区。患者以农牧民多见,严重危害健康甚至危及生命。近年来随着一些家庭养宠物增多,青少年、儿童与犬类等动物接触增多,居民及儿童患包虫病的人数有明显增长趋势,临床上应当引起足够重视。

我国最常见棘球绦虫叫细粒棘球绦虫。它寄生在犬、狼、狐等哺乳动物的小肠,虫卵随着狗的粪便排出。人进食被虫卵污染的食物后,卵壳被消化,卵里的六钩蚴在小肠内被释放,穿过肠壁进入血管,随血流由门静脉入肝脏,约有 75% 的六钩蚴停留在肝脏,其余的再通过右心入肺,又有 15% 左右在肺内停留。少部分的六钩蚴进入全身循环,在骨、脑以及其他部位产生病灶。由于包囊虫在骨内生长缓慢,要 10～20 年后才产生症状。

包虫囊肿可分为两种类型,一类为单房型囊肿,多发生于软组织内,多呈球形,有完整囊壁,内含澄清囊液和可以分化为头节的子囊、孙囊。囊肿在增大过程中随时可破裂导致变态反应及继发性感染。另一类为骨型囊肿,少数棘球蚴由血流带至松质骨或骨髓腔中生长发育,因而骨盆及脊椎骨病变较多见,长骨病变则大多由干骺端开始。由于包虫受坚硬骨质的限制,因此只能沿髓腔或骨质薄弱部位浸润破坏,在骨内发展大小不等的多房性囊肿。其外围没有纤维包膜,内面也没有典型的生发层。随着囊肿逐渐增大,骨皮质因受压而变薄或扩张,髓腔变宽,但新生骨很少,易出现病理性骨折。囊肿继续侵蚀破坏,最后可穿破皮质,侵犯周围软组织,导致溃破并继发骨髓炎。在脊柱则可压迫脊髓产生截瘫。

包虫在人体寄生的部位,以肝脏最为多见,肺脏次之。也可见于腹腔、盆腔、脾、脑、骨等部位,骨包虫病的发病率占全部包囊虫病的 1%～2%,常合并有肝、肺等其他部位的包虫囊肿。包虫对人体所产生的直接危害,主要是机械性损害和毒素作用。所引起的症状因大小、部位而异。

骨包虫病临床症状可分为几个阶段。早期阶段六钩蚴随血流沉着在骨组织中缓慢生长,可以长期没有症状。随着病变进展,骨质破坏,局部骨质稀疏,患者开始出现局部的疼痛、肿胀及活动障碍,肢体麻木、跛行或肌肉萎缩。当囊肿破坏大量骨组织时,疼痛等症状更加明显,受累骨骼出现畸形、扩张,皮质菲薄,患者往往在出现病理性骨折后才来就诊。脊椎骨的囊肿可出现脊髓、神经根或马尾压迫,甚至截瘫。到晚期囊肿穿破骨皮质,形成巨大软组织包块,上述症状进一步加剧。皮肤或空腔脏器溃破者可继发细菌感染形成慢性骨髓炎,窦道经久不愈。

X线及CT检查可见溶骨性病变。初期可见局限性的虫蛀样不规则的吸收和骨质稀疏区,继而骨纹理破坏出现圆形囊状透光区,多个透光区相连形如葡萄状,在囊泡之间的骨纹理比较紊乱,有时可蔓延至整个骨干。早期骨的外形保持正常,病灶周围无骨膜反应或新骨形成,可资鉴别。当病变进展,骨质缺损区扩大,骨皮质厚薄不均,骨干可呈轻度扩张,扁平骨扩张相对明显。长骨可发生病理性骨折,并出现软组织肿块。脊柱受累时在早期显示为溶骨性破坏,常见于椎体前部而无椎间盘受累,包囊可向两侧椎旁软组织中突出,形成假性椎旁脓肿,须与脊柱结核相鉴别。晚期则可产生椎体压缩性骨折。合并继发感染时囊壁会产生钙化。

实验室检查:①包囊液皮内试验。采用无菌稀释的囊液作为抗原,注入患者皮内,检查局部过敏反应产生的红晕,阳性率可达95%以上,不但有诊断价值,还可以作为治疗效果的参考,但在牧区工作的人亦可以为阳性。②包虫补体结合试验。这是目前临床上比较常用的血清学试验,检测人体对于包虫囊肿所产生的免疫反应,阳性率约为90%。③嗜酸性粒细胞计数增高可供诊断参考。

诊断依据:患者有流行区生活史,特别是与犬类等密切接触史,具有典型的临床表现及影像学表现,CT及X线可见多囊状骨质破坏,无骨膜反应或新生骨。实验室检查可明确诊断。但由于本病少见,漏诊率高。病变初期的表现应与骨巨细胞瘤、神经纤维瘤、骨肉瘤等相鉴别。脊柱病变应与椎体血管瘤、椎体结核等相鉴别。

外科手术仍是现今治疗包虫病的主要有效方法。彻底切除病骨是治疗的原则,可将病骨段完全切除后进行同种异体骨段移植或自体骨移植。病变部位完全切除有困难时,可采用刮除术,彻底清除病灶组织后,腔内先行灭活后再植骨填充骨缺损。Fontann介绍在刮除囊壁后用20%的苯酚甘油涂擦囊腔灭活,10min后再用90%乙醇冲洗,置引流管缝合。手术后第4天开始,每日经引流管注入20%～30%高渗氯化钠溶液,效果甚好。但要注意囊液外渗有引起过敏性休克的危险,子囊有向周围组织播散种植的可能,而且术后继发感染的可能性很大,有时只能考虑截肢或关节离断术。脊柱及骨盆的包虫病治疗更加困难,应争取尽早手术,脊髓受压合并截瘫者应在彻底清除病灶的同时施行减压术解除压迫。一些化学药物对包虫病有一定疗效,需在专科医师指导下服用。也可用于手术前、后的外科补充治疗。

二、丝虫病性关节炎

丝虫病是丝虫寄生于淋巴系统、皮下组织、腹腔、胸腔、心血管等部位所致的疾病。该病流行于世界各地,以热带及亚热带地区为多见。在我国分布很广,在山东、河南、江苏、浙江、福建、台湾、广东、广西、湖南及湖北等省区均有流行。蚊虫(淡色库蚊和致倦库蚊)为本病主要传播媒介,早期以淋巴管炎及淋巴结炎为主,晚期则以淋巴回流障碍为主,出现淋巴管扩张及象皮肿等。我国流行的为班氏丝虫和马来丝虫两种,前者主要由库蚊传播;后者由中华按蚊传播。

丝虫的微丝蚴和成虫均可引起病变,但对人体造成严重危害者是成虫所致的病变。成虫主要引起淋巴结及淋巴管的病变,死虫常引起剧烈的组织反应,导致急性淋巴管炎和淋巴结炎。淋巴管炎多发生在较大的淋巴管,以下肢、精索、附睾、腹腔内淋巴管及乳腺等处较多见。淋巴结炎多见于腹股沟、腘窝及腋窝等处,淋巴结显著肿大。长期反复感染的丝虫性淋巴管炎和淋巴结炎可引起淋巴系统的回流障碍,从而导致淋巴窦及淋巴管扩张,造成组织水肿,并可出现乳糜尿、睾丸鞘膜积液等。晚期由于病变皮肤及皮下组织明显增厚、粗糙、肥大而下垂,皮皱加深,称为象皮肿。四肢关节也可出现丝虫病性关节炎,以膝关节受累为多见,其次为踝关节,小关节多不受侵及。关节出现肿胀,一般疼痛不明显,多为单侧性的,往往呈良性经过,持续时间短。但有时也可在一般丝虫病症状出现后骤然开始肿胀、疼痛。急性期时膝关节渗液、肿痛、发热、活动受限,常伴体温升高。通常1～2周后可缓解,但可反复发作而进入慢性期。发作时疼痛减轻,关节滑膜增厚,形成慢性关节炎。X线显示关节骨骼正常,可见关节周围组织肿胀,关节间隙增宽。淋巴管造影可见淋巴管阻塞与曲张。滑膜液检查呈奶黄色,状如脓液但培养无细菌生长,脂质的含量高于血液。实验室检查白细胞正常或增多,深夜血涂片部分患者可查到微丝蚴。患者常伴有腹股沟淋巴结肿大、压痛及象皮腿、阴囊水肿等。

根据流行季节丝虫病流行区居住史、临床表现以及病原学检查、血清免疫学检查等予以诊断。患者一般有较长期流行区居住史,有不对称性肢体淋巴水肿、象皮肿、鞘膜积液、乳糜尿以及阴囊或女性乳房肿大,或有反复发作的非细菌感染性肢体(或阴囊、女性乳房)淋巴结炎、淋巴管炎(或精索炎、睾丸炎、附睾炎),局部疼痛、触痛、肿胀、温热感,或有丹毒样皮炎,症状持续超过3天,伴有发热、头痛、不适等全身症状。夜间采血检查微丝蚴阳性,间接荧光抗体试验或酶联免疫吸附试验检测抗体阳性,在尿、淋巴液、鞘膜积液(或其他抽出液)内查见微丝蚴,在淋巴管、淋巴结内查见成虫,或在病理组织切片查见丝虫断面,即可确立丝虫病的诊断。丝虫性关节炎的诊断标准是在丝虫病的基础上,有上述持续性关节炎症,血沉正常或中度升高,嗜酸性粒细胞中度升高,血或(和)滑膜液中抗"O"滴度正常。由于丝虫性关节炎病程较短,易被误诊为风湿热等,需结合丝虫病的诊断予以鉴别。

乙胺嗪(海群生)是治疗丝虫病的有效药物。对丝虫病性关节炎采取对症治疗,口服非甾体类抗炎药物可明显缓解渗液疼痛等症状。对下肢急性淋巴结、淋巴管炎(流火)患者,口服消炎镇痛药亦可明显减轻急性症状或制止发作。合并细菌感染者需给予抗菌治疗。对慢性丝虫病的肢体淋巴水肿、象皮肿,可对患肢采用辐射热或微波透热烘疗后用弹力绷带包扎。每天1次,前者每次1h,20次为1个疗程,休息半个月,进行下1个疗程;后者每次30min,15次为1个疗程,休息2个月,进行下1个疗程。在烘疗和休息期间,白天均需用弹力绷带持续包扎患肢,治疗2～3个疗程。

第四节　真菌感染所致骨关节病

除了在免疫功能低下的AIDS患者等真菌感染可表现为全身性疾病,在骨髓内广泛扩散外,由血源性播散引起的真菌性关节炎少见,一般为真菌经由局部血管淋巴管或病骨直接蔓延扩展所引发,表现为局灶性的关节炎或骨髓炎,与骨关节结核在许多方面有相似之处,容易误诊,贻误治疗,给患者带来功能障碍甚至残疾,应当引起足够重视。

一、孢子丝菌病性关节病

孢子丝菌病(sporotrichosis)是由腐生性真菌申克孢子丝菌引起的一种感染。申克孢子丝菌存在于土壤、腐木或森林植被中,有时动物皮毛或家畜的疮面也可寄生此种真菌。通常由于皮肤破损后,申克孢子丝菌通过淋巴管沿皮下组织播散,形成慢性肉芽肿性真菌病。农民、园艺工人、伐木工人和其他野外工作者最常受感染。本病的临床特点是结节、脓肿和溃疡。重要的病理改变是在增生的表皮、毛囊漏斗部及真皮上部可见灶性坏死及脓肿,炎性肉芽肿可呈典型的"三带结构",中央为慢性化脓带,中间为结核样带,外周为梅毒样带,真菌在组织内的寄生形态包括星状体、游离孢子、吞噬孢子、雪茄形孢子,多见于坏死、脓肿区域和组织细胞,特别是多核巨细胞的胞质内有菌丝生长。

患者通常有皮肤或黏膜破损史,接触了带菌的土壤、腐木或花草等,真菌通过皮肤、黏膜、上呼吸道或消化道而入侵。淋巴皮肤感染最常见。感染主要发生于暴露部位,多见于面部及上肢,以累及一只手和一条手臂为特征。皮损为无痛性的暗红色浸润性斑丘疹或缓慢扩展的皮下结节,斑块表面可呈轻度疣状增生,挤压有少许分泌物,皮下结节无压痛,最终可发生坏死形成溃疡。典型的表现是数日或数周后,淋巴引流区域开始缓慢进行性的肿大,形成可活动的皮下结节,不治疗可出现皮肤发红坏死,形成溃疡和细菌性继发感染,但一般不会伴有明显的全身感染症状或体征。少数情况下真菌可自行播散,引起皮肤及内脏的损害,成为系统性孢子丝菌病,还可累及生殖器官、肝、脾、肾以及中枢神经系统等。罕见情况下可引起慢性肺炎,表现为局限性浸润或空洞形成。骨与关节是皮肤以外感染孢子丝菌的常见部位,关节的感染可以是单个关节也可以是多个关节受累。表现为关节肿胀积液、持续性疼痛及活动受限,症状可持续相当长时间。此种关节感染过半数的病例发生于膝关节、腕关节、肘关节、踝关节以及手部的小关节。足部的关节感染则非常少见。从活动性感染部位或关节液及滑膜组织取材培养可提供确诊依据。然而临床上患者常常延误治疗,主要因为该病少见,而症状与其他常见的关节病相仿,需要与类风湿关节炎、色素沉着绒毛结节性滑膜炎以及结核等相鉴别。

以往采用碘化钾饱和溶液长程疗法,但疗效差,且常常出现碘中毒或变态反应。现在以口服伊曲康唑为首选治疗,其长期疗效有待临床进一步观察。静脉注射两性霉素 B 可成功治疗大多数全身感染,但常有复发,须反复治疗。伴有继发感染的还应使用抗菌药物。关节感染久治不愈者可行滑膜切除术。有学者报道对孢子丝菌感染破坏的膝关节可在应用伊曲康唑的同时行人工全膝置换并取得成功,随访 2.5 年关节功能良好。

二、骨放线菌病

骨放线菌病(actinomycosis of bone)是一种主要由厌氧放线菌引起的人以及牛、猪等其他动物的一种非接触性慢性传染病,是一种少见的深部真菌病。放线菌为丝状真菌,常呈放射状排列,为革兰阳性厌氧性真菌,已发现 5 种类型,最常见的致病菌为伊氏放线菌,通常存在于土壤中,在正常人牙龈、龋齿或扁桃体隐窝内也可发现。感染多为内源性,当局部组织受损伤时或组织黏膜缺氧及抵抗力低下的状况下,真菌可能乘机侵入附近的健康组织内发病。该病以特异性肉芽肿和多发性交通性慢性小脓肿,易产生多个窦道,脓液中含有硫黄颗粒样的特殊菌块为特征。病理表现为慢性肉芽肿性改变,内有多数小脓肿,以中性粒细胞和嗜酸性粒细胞浸润为主,急性炎症和慢性炎症并存。周围有肉芽组织包绕组成颗粒,其内可见革兰染色阳性的细长分支的放线菌菌体,直径一般<1μm。病菌在病灶脓液中呈现特殊结构,形成肉眼可见的黄色小菌块,称为"硫黄颗粒"。

放线菌病最常见于成年男性。骨骼的病变多数为继发性的。首先累及骨膜,进而侵犯骨皮质,最后侵入骨髓腔。骨病灶的表现为破坏与增生并存的炎性改变,在下颌骨一般仅为明显的不规则、边缘不整齐的溶骨性破坏和骨硬化,导致下颌骨增大变厚,没有新生骨或死骨形成。在脊柱则常累及椎体附件及肋骨头,新生骨较多,椎间盘多不受累,椎体塌陷少见。病变可沿前纵韧带向上下多个椎体蔓延。但患者可能仅表现为轻度的腰背部疼痛及压痛,伴脊柱活动轻度受限。X线可见受累椎体存在蜂窝状疏松透明区,边缘为增生硬化带。

本病在诊断上并不困难,临床上具有化脓性慢性肉芽肿块,继之破溃,流出混有"硫黄样颗粒"的脓液,并形成多数瘘管的特征,有助于诊断。下颌骨或椎体受侵犯后的临床表现与椎体及附件的X线改变也具有其特点。实验室检查,通过硫黄样颗粒压片直接镜检可找到呈放射状排列的菌丝体,革兰染色可见其中心菌体为紫色,周围放射状菌丝呈红色,可以确诊。如同时进行厌氧菌培养,可根据菌落和生理学特征来鉴定致病菌种。

早期诊断早期治疗非常重要。胸腹部或脊柱等深部病灶若不能早期明确诊断和治疗,预后较差。放线菌对青霉素、链霉素、四环素、林可霉素和磺胺类等药物均敏感。青霉素是首选的主要治疗药物,剂量要大,疗程要长,需连续2个月以上。对青霉素过敏的患者,可选用林可霉素、氯霉素、链霉素、四环素等,磺胺类和碘化物可作为辅助治疗。有时存在混合感染,应根据脓液培养加药敏结果选用抗生素。手术治疗为切开引流及坏死组织切除。尽可能敞开病灶与空气接触。手术前后应给予大剂量的抗生素,全身情况差者注意支持治疗。对面颈部的放线菌病,必要时可考虑应用X线照射。预防本病主要在于重视口腔卫生,特别对龋齿和扁桃体炎要及时处理。拔牙后应用抗生素,及早医治口腔感染,对预防放线菌的发生有积极的意义。

第五节　变态反应性骨关节病

松毛虫性骨关节病是指人体直接接触松毛虫活体、尸体、虫毛或接触虫毛污染过的柴草、衣服及水等引起的骨关节病。在我国已发现约40种松毛虫,其中以马尾松毛虫分布最广、危害也最大。本病在我国南方省份如福建、广东、湖北、湖南、浙江林区均有流行,夏秋季节松毛虫多发时为流行高峰期,常呈局部地区爆发流行。

松毛虫的毒毛及毒腺细胞分泌的毒素是致病的主要因素。其发病机制尚不清楚,可能与中毒、变态反应和感染有关。成熟期的松毛虫的胸节有发达的中空毒毛,每根毒毛的毛窝均有毒腺细胞,分泌毒液进入毒毛管腔。即便死虫跌落地面或水中,也极易致病。松毛虫盛发季节,如在虫区砍柴、割草或在污染的水田中割稻等劳动中,接触了松毛虫活体、尸体、毒毛或污染的衣物、柴草、水等均可发病。松毛虫的毒毛及毒腺细胞分泌的毒素与皮肤接触后进入人体内,可引起过敏类免疫性炎症反应,主要侵犯皮肤及骨关节。

本病骨与关节的病理变化是无菌性炎症表现,受累的骨关节首先出现反应性水肿、充血,滑膜有少量的血性黏稠渗出液,表面粗糙,未见明显的炎性细胞浸润。病变继续发展时,则关节滑膜明显增厚,有的可达数厘米,与周围增厚的结缔组织粘连,并有炎性细胞浸润。若滑膜及软组织肥厚继续加重,可挤压局部皮肤,影响血供,造成坏死,形成窦道。也可因关节的软骨面粗糙,缺乏血供,软骨下骨破坏被肉芽组织充填。关节间隙变窄,骨膜增厚,形成纤维性关节强直或骨性强直。

患者多在接触松毛虫后数小时至数天后发病,出现发热、畏寒、头痛、头昏、乏力、食欲减退等全身症状,多于 2～3 天后渐消退。以全身症状轻、局部表现重为其特点。区域性淋巴结可肿大,有压痛但能活动,不破溃,常于起病后 10～20 天逐渐消退。皮炎型患者局部症状出现在身体暴露部位,常见为手、腕、足、踝等处。表现为局部灼热、奇痒和疼痛。皮温升高、潮红,出现斑丘疹、风团疹、水泡及脓疱、皮下结节等,以不同类型的斑丘疹为主。有的似荨麻疹,指缝间可有水泡、脓疱。局部搔抓可使病变扩大或继发感染。皮炎经治疗后,一般于 2～5 日内逐渐消退。肿块型者常见于四肢、腰椎椎旁、臀部、会阴。局部硬结、疼痛、边界不明显,以单发多见。肿块渐大,于 10～30 天达高峰,随后液化有波动。局部穿刺为黄绿色黏稠的胶状液或血性液体。穿刺液培养常无细菌生长。骨关节炎型常见于四肢的手、腕、足、踝、膝等关节,表现为受累关节局部红肿热痛和功能障碍。疼痛呈持续性刺痛,有时阵发性加剧,夜间尤重,关节活动时疼痛加重。红肿可以反复发作,以单关节受累多见,但有 1/3 患者为多关节同时或先后发病。若病变呈慢性,可逐渐强直,少数患者可出现难愈的窦道及瘘管,甚至并发化脓性关节炎。骨关节炎型发病率高,占 30%～90%,危害大,若治疗不当,病情常迁延数月或数年,常遗留功能障碍,甚至不同程度的残疾。

根据患者接触松毛虫或其污染物史,具备比较典型的临床症状和体征,应考虑本病的诊断。实验室检查可发现有嗜酸性粒细胞增高,血沉增快,心电图示心肌损害等。急性期 X 线表现不明显,随后出现关节周围密度增高影,皮下脂肪透明度减低,软组织肿胀,关节囊肿大。病后 1 个月左右方可观察到骨关节改变,邻近的软组织出现钙化及骨化影。早期骨质疏松,继而骨质边缘模糊,呈虫蚀样破坏,常见于肌腱、韧带附着的骨突区,如股骨的粗隆、尺骨鹰嘴、桡骨茎突,一般无死骨形成。多数病例在骨破坏区有单层细条状骨膜反应,有的呈骨刺样或呈花边状。慢性期由于软骨及其下骨质的破坏导致关节间隙狭窄,关节面不平,骨质增生、硬化,趋向关节自行融合导致关节强直。

本病以预防为主,尽量避免在松毛虫多发季节进入林区或田间。在接触松毛虫及其污染物后立即肥皂水清洗,30% 氨水外敷。治疗应采用拔除毒毛与药物治疗相结合的办法。急性期以抗过敏、止痛、消炎和制动为主。若有继发性感染,应加用抗生素。对全身或局部发痒者可用 10% 的葡萄糖酸钙静脉注射,口服抗过敏药如氯苯那敏(扑尔敏)等。局部病灶处可用 0.5%～1% 普鲁卡因加泼尼松龙作病灶周围封闭;或封闭加蜈蚣、白芷、蛋清外敷,每日 1 次,并兼用抗过敏、止痛、消炎的药物。受累关节用支具保持于功能位。一般早期及时治疗,1 个月左右可完全恢复。但部分病例经长期非手术治疗后,急性症状明显好转,但仍留有疼痛、肿胀、变形,关节破坏严重,窦道迁延不愈,关节畸形强直于非功能位,丧失劳动能力,可根据病情施行病灶清除、关节滑膜切除、截骨矫形、关节融合、人工关节置换术等,痊愈后病变一般不会复发。

第六节　骨与关节梅毒

一、概述

骨与关节梅毒是全身梅毒感染在骨与关节的表现。由梅毒螺旋体随血流至骨与关节发生的病变。先天性梅毒的早期均可产生骨与关节病变。后天梅毒除第 1 期不侵犯骨与关节外，第 2 和第 3 期均可产生骨膜、骨、髓腔以及关节的炎症。

二、病因

骨与关节梅毒是全身梅毒感染在骨与关节的表现。由梅毒螺旋体随血流至骨与关节发生的病变。

三、病理改变

梅毒螺旋体随血流至骨组织，滞留于干骺端，产生非化脓性炎性病变。如果机体抵抗力强，病原体即被消灭，炎症消退；如果机体抵抗力不足，组织即进一步被破坏、坏死，产生树胶样肿。在骨质被侵犯的同时，炎症刺激骨膜，并产生新骨。炎症也可穿破组织产生瘘管及继发感染。晚期先天性梅毒或偶发于后天的梅毒第 3 期，可波及关节。前者表现为无痛性关节大量积液，常为双侧对称，关节液清晰；后者长骨的树胶肿病变如发生在骨端，则该关节出现反应性积液，关节活动受限，也可穿透入关节成为树胶肿性关节炎，也有发生继发感染形成化脓性关节炎。在不同的阶段还有一些特殊的情况。

四、临床及 X 线表现

（一）先天性早期梅毒

病理改变除骨膜炎及骨髓炎外，在长骨生长较快的部分，如桡骨、胫骨和股骨，可发生骨软骨炎或干骺端炎，严重损害了软骨的钙化和骨化。此后，骨化过程进一步障碍，炎性病变堆积在骺板上。在骺板与钙化软骨交接处的肉芽组织非常脆弱，容易发生骨骺分离。

临床可见新生儿肢体近关节处肿胀、压痛，患儿烦躁，不愿活动肢体，呈"假性瘫痪"。常伴有梅毒性角膜炎、皮肤病变、黏膜损害等。在出生早期即有症状，也可在 6 个月后发生。血清试验阳性，X 线表现为于骺端变宽，在其远端有宽阔的钙化软骨区，而下方为一条由肉芽组织及纤维、骨样组织组成的透亮区。由于软骨细胞不能同步转变成骨，故骨骺线不规则，呈锯齿状，有时可见骨骺分离现象。在于骺端周围及骨干可见片状的骨膜增生。应与佝偻病、维生素 C 缺乏病相区别。

（二）先天性后期梅毒

病理改变与后天的梅毒第 3 期相似。其主要特征为胫骨、股骨及颅骨显著的成骨变化。如胫骨前侧骨膜增厚，造成所谓的"马刀胫"。严重的骨膜下感染可以侵蚀皮质，但树胶肿造成的骨髓炎较少见。

一般在 4 岁之后发现，临床上可见马鞍鼻、马刀胫、间质性骨膜炎、神经性耳聋、Hutchinson 齿。X 线表现为成骨性骨密度增加，尤以胫骨的表现最为典型。另外，患儿可以有梅毒性指炎,表现为指骨及腕骨肿大,指骨呈梭形密度增加,表面有树胶肿性破坏,但不痛。8 岁以上的儿童可出现双侧膝关节无痛形积液,称为 Clutton 关节,常为自发性及间歇性,局部炎症不显著,即使多次发作也不损坏关节,关节液内有大量单核细胞,X 线表现为阴性。

(三)后天自得梅毒

骨的病理改变发生在梅毒的第 2、3 期。在感染后 1～2 年,可发生骨梅毒。如因输血引起感染者,6 周后就可以出现骨与关节症状。主要表现为骨与关节的疼痛,有时相当剧烈,为钻骨样,常为间歇性,活动时稍好,休息及晚间反而加重,局部皮肤有肿胀及压痛,有马刀胫。第 3 期患者常出现皮肤溃疡及瘘管。血清学试验阳性,但在第 3 期梅毒少数患者可阴性。自得梅毒也可以产生关节痛及反应性关节积液,有非树胶肿关节炎及树胶肿性关节炎两类,前者好发于膝、肘、肩关节,仅为关节积液经驱梅治疗后可消失;后者为滑膜炎症、充血、细胞浸润,开始不影响关节软骨,但后期可破坏关节,晚期患者产生 Charcot 关节。本期梅毒的 X 线表现为广泛的成骨性密度增加,皮质增厚,呈花边样或层状排列。有时髓腔不能分辨。树胶肿性病变表现为虫蛀状的破坏,有局限性的透光区,死骨少见。本期梅毒应与类风湿关节炎、结核性病变相鉴别(早期),应与慢性硬化性骨髓炎及骨肉瘤等相鉴别(晚期)。

五、治疗

全身性驱梅治疗。少数患者可能需作局部病灶清除。长管骨骨膜炎有剧烈疼痛者,在压痛区做一纵向切开和切去一条骨皮质直达髓腔,以减少张力,疼痛就很快消失。抗生素的应用可提高疗效。但对有些畸形及 Charcot 关节等很难治疗。

第七节 淋病性关节炎

一、概述

淋病是淋病奈瑟菌(也称淋球菌)引起的泌尿生殖系统的化脓性感染,好发于青壮年,为我国性传播疾病中发病率最高的疾病。初发者常好发于尿道,即淋病性尿道炎。病情进一步扩散时,还可损害生殖系统和全身其他器官,引起泌尿生殖器的慢性炎症。

二、病因

淋病患者由于失治、误治,淋病奈瑟菌通过血液流动,全身播散,引起较严重的全身症状,这就叫播散性淋病。一般全身症状包括发热、寒战、不适和食欲不振。播散性淋病是最严重的淋病,对人体的破坏性大,危害很大。播散性淋病常见有淋菌性关节炎、淋菌性败血症。

三、病理改变

淋菌性关节炎是淋菌性菌血症的并发症之一。所谓淋菌性菌血症,即淋病奈瑟菌进入血液,并在血液中大量繁殖。在菌血症阶段可以是多发性关节炎,表现为大小关节疼痛、红肿,甚至于关节腔出现脓液,在关节周围出现脓性皮疹,取皮疹作淋病奈瑟菌培养为阳性。皮疹数量不多(少于 30 个),为红斑、紫癜、丘疹、水疱和坏死性脓疱等。在菌血症后可为局限性大关节炎,可导致骨质破坏,引起纤维化、骨关节僵直。关节腔液检查有淋病奈瑟菌存在。腱鞘炎好发于四肢远端伸、屈肌腱的鞘膜,局部红肿、触痛,活动受限。

四、临床及 X 线表现

淋病奈瑟菌进入血液,即淋菌性菌血症。淋病奈瑟菌在血液中大量繁殖,在菌血症阶段可以并发关节炎,表现为一个或数个化脓性关节炎。一般不对称,很少累及髋、肩和脊柱关节。大小关节疼痛、红肿,甚至于关节腔出现脓液,关节液化验有淋病奈瑟菌存在,可导致骨质破坏引起纤维化,骨关节强直。在关节周围可出现脓性皮疹,取皮疹作淋病奈瑟菌培养为阳性。在菌血症后可为局限性大关节炎,可导致骨质破坏,引起纤维化、骨关节僵直。

Reiter 综合征与淋病性关节炎均可伴随泌尿生殖系统受累的症状,有急性关节炎以及皮肤黏膜受累的表现,有时发病很相似,易混淆。但 Reiter 综合征常有尿道炎、关节炎、眼炎及独特的皮肤黏膜表现——即溃疡破溃后所形成的皮肤角化。淋病性关节炎的皮损以斑丘疹为主,可伴有脓疮或水疱,无皮肤角化的表现,不伴漩涡状龟头炎。尿道分泌物和部分患者的关节液中可培养出淋病奈瑟菌。两者最主要的鉴别是:淋病性关节炎见于有不洁性行为者,对青霉素的治疗反应良好,起效较快,但 Reiter 综合征的关节炎应用青霉素治疗无效。

五、治疗

由于淋病奈瑟菌对抗生素敏感,急性感染无并发症者,只要用药及时、足量,合理应用抗生素,则见效快、治愈率高。在治疗时应注意以下几点:①首选大观霉素(淋必治),次选青霉素类,再选其他抗生素类。②用药剂量要大,时间要足够,方法要科学。③治疗要彻底,即症状全部消失,尿液澄清,前列腺液或宫颈分泌物涂片淋菌阴性。④夫妻双方或性伴侣同查同治。对于合并有关节炎患者,在膝关节可给予行关节穿刺抽液、理疗和大剂量应用青霉素治疗 2 周。

第八节　布氏杆菌骨关节病

一、概述

布氏杆菌骨髓炎为全身性布氏杆菌感染在骨与关节的并发症。任何骨均可受累,以脊柱最多,关节病变常侵犯大关节,以髋关节最为常见。

二、病因

由直接接触动物传染布氏杆菌所致。常分为 3 种:①流产布氏杆菌,生长在牛身上,是感染人体最常见者;②乙型猪布氏杆菌,常产生化脓性骨髓炎,特别是椎体。③乙型马耳他布氏杆菌,产生严重的全身症状及神经系统紊乱,如周围神经炎、脑神经麻痹、脑膜炎等。本病在牧区多见,胃肠道及损伤的皮肤、黏膜都是传染的入口。男、女性别之比为 3：1。患者大多在 30 岁以上(虽然布氏杆菌病在儿童多见)。有 30%～40% 的患者由关节病变,往往在急性全身症状消退后才逐渐出现局部症状。

三、病理改变

首先在骨髓中发展成为局限性上皮样结节,最常受累的部位是椎体,尤其是腰椎。病变进展成感染性肉芽肿,镜下可见上皮样细胞和类似朗汉斯巨细胞,周围绕以淋巴细胞及单核细胞,少数病例有坏死及干酪样物质,脓肿的发生率较结核少见(12.5%),并有坚韧的纤维囊,偶有死骨形成。早期和广泛的新骨形成是一特征性表现,椎间盘常被破坏而发生骨性融合。

四、临床及 X 线表现

最早的症状是疼痛,有或无发热,肝脾淋巴结肿大,白细胞减少,贫血,消瘦,盗汗等。腰椎病变常可产生坐骨神经痛,伴肌肉痉挛及腰部活动受限,局部可有压痛及叩痛,活动时加剧。可在腘窝处扪及脓肿,偶有脊髓压迫症者。

(一)X 线表现

与化脓性感染相似,常在发病后 1~6 个月发生,在脊柱可见椎间隙狭窄,相邻椎体上、下缘骨质破坏,但伴有明显的骨质增生是特征性的。破坏逐渐被致密的不规则的新骨代替,椎体边缘产生大骨赘,前纵韧带钙化,椎体融合。小关节有炎症性改变,先为间隙增宽,后变狭窄,最后融合。常可见椎旁脓肿。在骶髂关节,常为双侧性,骨质稀疏,关节间隙变窄,关节面模糊,不规则破坏,周围硬化,死骨少见,最后融合。

(二)实验室检查

血清布氏杆菌凝集试验滴定值增高。

五、诊断与鉴别诊断

诊断依据:①流行地区及接触牛羊史。②间歇性高热(波状热),多汗,头痛,脾大,贫血及乏力等全身布氏杆菌感染症状。③骨与关节疼痛,活动受限及相应的 X 线表现。④布氏杆菌凝集试验,在 1∶80 以上即有临床意义,治疗后即会下降。应与化脓性骨髓炎、结核及类风湿关节炎等相鉴别。

六、治疗

全身性治疗同布氏杆菌感染。抗生素应用至少 4~6 周,局部应用外固定。脓肿可先抽吸,如不能彻底可考虑手术引流。有脊髓压迫者,应即时减压及病灶清除。

七、预后

本病有自愈的趋势,但治疗后可缩短疗程。

第九节　沙门菌骨关节病

一、概述

沙门杆菌感染,偶可造成骨与关节病变。任何年龄均可得病,10 岁以下者占 40%。常为多发性病变,全身症状较严重。

二、病因和病理改变

本病好发于镰状细胞贫血症患者,可能是贫血及"自身脾切除"降低了对沙门菌的抵抗力,也可能由于红细胞携带氧的能力降低,在肠壁上产生小的梗死,使细菌容易在该处进入血液而扩散。

三、临床及 X 线表现

潜伏期长短不一。病变部位的疼痛为主要症状,有时可形成脓肿,溃破后产生窦道。患者往往伴有溶血性贫血、网状红细胞增多、脾大、骨髓内红细胞增生,易发现镰状细胞。

(一)X 线表现

大多为多发性,依次为肋骨、脊柱及四肢。在长骨表现为整个骨干的多发性破坏,有广泛的骨膜下新骨形成及不规则的硬化。这可能是由于镰状细胞性贫血患者的骨哈佛系统增宽所致。感染可通过皮质或髓腔继续扩散。在椎体则表现为增白,椎间隙狭窄及椎体早期融合。在关节表现为关节炎及关节脓肿。

(二)实验室检查

如前述的血浆变化外,应当做副伤寒丙的血清凝集试验,如滴定在 1：40 以上,即有诊断价值,但阴性反应并不能除外本病的可能性。

(三)诊断

有沙门杆菌感染史,好发于小儿,病变多为多发性及有镰状细胞性贫血等,副伤寒丙的血清凝集反应阳性,更有参考价值。从脓肿中培养出沙门菌才能确诊。

四、治疗

全身治疗同沙门菌感染,有时需作脓肿引流或病灶清除。

第四章　退行性关节病

第一节　骨关节炎

一、致病因素和发病机制

1.影响骨关节炎发病的全身因素

(1)肥胖:肥胖可以从两个方面引发骨关节炎:①机械性因素;②代谢因素。很明显,肥胖增加关节负荷,过量负荷是骨关节炎的重要诱因。代谢因素与肥胖者的胶原代谢有关,目前认为代谢因素更为重要。

(2)遗传因素:结节性骨关节炎和全身性骨关节炎受遗传因素影响最大。实验证明 HLA-A1、B8 及其 α_1,抗胰蛋白酶 MZ 表型,在软骨自身免疫机制中起重要作用。COL2A1 基因与多关节骨关节炎特异相关,说明 COL2A1 基因决定的 II 型胶原缺陷可能是导致骨关节炎的潜在因素。

(3)骨密度:调查显示骨质疏松与骨关节炎负相关,骨密度越高,发生骨关节炎的可能性越大。调查还发现,矮胖型人群的骨密度较高,较易发生骨关节炎,瘦长型人群骨密度较低,较易发生骨质疏松。

(4)性激素:多关节骨关节炎患者中女性占大多数,且常发生于停经后。研究发现,骨关节炎的某些亚型与性激素水平改变有关,在软骨细胞上已经发现一些雌激素受体,这提示骨关节炎可能与激素调节有关。

(5)吸烟:有调查显示,吸烟者较少发生膝关节骨关节炎,有人推测这可能与烟内有抗雌激素成分,影响细胞代谢有关。

(6)另外,有些调查显示,骨关节炎还可能与糖尿病、高血压、高尿酸血症等疾病有关。

2.影响骨关节炎发病的局部因素

(1)创伤:较大的创伤是引起骨关节炎的常见原因,特别是创伤后导致关节结构改变的损伤,更易导致骨关节炎,如经关节骨折、半月板损伤、膝交叉韧带损伤等。长骨骨折引起的骨关节炎常发生在邻近的关节,如股骨骨折易引起髋关节骨关节炎,胫骨骨折易引起踝关节骨关节炎,肱骨骨折易引起肩关节骨关节炎。此外,长期反复的小的疲劳性创伤也是

(2)关节形状:关节形态异常容易导致骨关节炎,这在髋关节特别明显,无论先天畸形或后天的发育不良,只要引起髋关节形态异常,继发髋关节骨关节炎的比例非常高。

(3)职业和业余活动:特殊职业如矿工、风钻操作工等很容易发生特定关节的骨关节炎。相反,芭蕾舞演员、长跑运动员、跳伞者等人们想象容易引起骨关节炎的职业人群,骨关节炎发生率并无明显增高。这是否说明职业对骨关节炎的发病更具影响力,其原因还有待这一步调查研究。

3.发病机制

骨关节并非简单的随增龄发生的退变。目前认为有两种情况可导致骨关节炎发病一种是,软骨发生异常改变,但所受应力正常,软骨不能耐受正常的应力,发生退变,导致骨关节炎。另一种是,软骨本身正常,但承受的应力异常,软骨不能承受过度异常的应力,发生退变,产生骨关节炎。这两种情况的共同结果是软骨的极限强度,特别是其疲劳强度不足以承担其所承受的应力,软骨中胶原纤维网架的化学和物理连续发生松弛,胶原纤维结超微结构遭到破坏,胶原纤维发生疲劳性断裂。

使软骨胶原纤维网架产生损害的另一重要原因是软骨面的粘连性磨损和界面磨损。当软骨受到长时间恒定载荷,软骨内液体被挤出,软骨形变加大。关节相对合的软骨面间的滑液也被挤出,对合的软骨面发生直接接触,此时关节活动可使软骨表面出现明显磨损软骨表面磨损和胶原纤维网架的松弛断裂,可造成软骨内蛋白聚糖成分漏出,蛋白聚糖漏出又过来影响胶原纤维网架的稳定性,如此形成的恶性循环使软骨基质进行性破坏。软骨基质是软骨细胞赖以生存的微环境,软骨基质破坏可引起软骨细胞一系列的生物学反应而发生蜕变或坏死。

在软骨细胞生物学反应中,目前发现一氧化氮(NO)起很重要的介导作用。NO 以满基团的形式,在组织中迅速弥散并诱导产生 IL-1、TNF-α 和 TNF-β 等细胞因子,这些细因子促使软骨细胞产生金属蛋白酶(MMPs)。MMPs 包括胶原酶、明胶酶和间质溶素 I 些酶可以降解结缔组织中的大多数大分子物质,包括胶原和蛋白聚糖,同则 MMPs 还抑制软骨细胞合成胶原和蛋白聚糖。

更重要的是,MMPs 不仅能降解软骨的基本成分 II 型胶原和蛋白聚糖,它还能降解胶原和蛋白聚糖连接起非常重要作用的聚合素、修饰素及 IV 型和 VI 胶原,如此使胶骨基质的破坏进一步加剧。

在软骨被破坏的同时,骨关节炎的发病过程中始终伴随软骨的修复反应,基质降解引起 TGF-β、IGF-1、FGF 等生长因子释放,这些生长因子可促使软骨细胞增生增殖,促进各种基质大分子合成,特别是促使软骨中、深层内聚合素和修饰素浓度增高。这些软骨的修复反应部分抵消了 MMPs 的分解效应。但是软骨细胞的破坏性反应总是超过或等于修复性反应,当破坏性反应超过修复反应时,软骨进行性破坏,而当两者相等时,软骨维持原状目前认为,骨关节炎自然发展进程中,修复反应不可能超过破坏性反应,如此软骨发生渐进性破坏,骨关节炎也进行性发展。

在骨关节炎后期,部分软骨完全磨损,软骨下骨裸露,特别是骨髓开放暴露,组织会产生明显的修复反应,但所形成的软骨以纤维软骨为主,缺乏原透明软骨的生理特点。因而实际上仍未修复。

二、病理

骨关节炎的病理学特征是关节软骨退变、软骨下骨改建和骨赘形成,这三者构成了骨关节炎的主要病理变化。除此之外,滑膜、关节液、韧带、关节囊,肌肉都会发生各种病理变化,特别是滑膜及由之产生的关节液成分改变,在骨关节炎病理发展过程中起非常重要的作用。

1.关节软骨退变

关节软骨表面正常为浅蓝色,半透明,软骨退变后,色泽转为白色、暗白色、黄色或褐色,不透明,无光泽。镜下可见软骨表面原纤维暴露,形成所谓原纤维化、随着病情的发展,病变向中、下层侵蚀,形成局灶性溃疡、裂纹、裂隙,以后裂纹、裂隙扩大,溃疡面积增大、深度加深,软骨完全剥脱,软骨下骨暴露。超微结构和生化分析显示,在软骨发生原纤维性变的同时或以前,软骨基质的分子网络出现松弛,蛋白聚糖的浓度和聚集性下降,软骨内水分增加,基质渗透性提高,软骨刚度下降,软骨细胞初期表现为增生、增殖,而后期则表现为明显变性、坏死。

2.软骨下骨改建

骨关节炎另一重要病理变化是软骨下骨改建、硬化。软骨下骨丁的改建,是关节产生畸形的最主要原因。骨的改建和软骨的变化几乎同时出现,有人发现骨改建甚至早于软骨的变化。但大多数学者认为,在软骨发生原纤维化的早期,骨能精简感受骨所传递力的变化,而且骨比软骨对应力改变更为敏感,一旦软骨发生变化,骨不得不承受更为敏感、一旦软骨发生变化,骨不得不承受更大的力,通过骨代偿性改建,增加软骨下骨的密度,以承受较大的力。后期,由于长期的磨损,增厚变硬的骨板也可以变薄甚至出现疏松。

骨关节炎软骨下骨还出现囊性变,囊肿样骨腔内含有黏液样、纤维样或软骨样组织,囊腔边缘骨硬化增厚。

3.骨赘

骨赘是骨关节炎的重要病理特征,这些纤维状、软骨性或骨性突起常形成于关节周围,沿软骨-骨交界处生长的为边缘骨赘,沿关节囊附着处生长的是关节囊骨赘,从退变的关节软骨表面向关节腔内突出的叫中央骨赘。多数骨赘骨表面有软骨或纤维软骨覆盖,内为骨性基底,骨赘似乎是关节软骨内的延伸,通常认为是机体试图扩大关节承力面积的代偿性行为的结果。每个关节有各自特征性的骨赘形成方式,如髋关节,典型的骨赘沿髋臼盂唇形成骨赘,而盂肱关节,骨赘常沿肱骨头表面的内缘形成。

骨关节炎的病理变化还包括滑膜、韧带、关节囊及关节周围的肌肉等。骨关节炎早期,滑膜增生、包裹、吞噬脱落的软骨碎屑,导致滑膜炎性反应,产生Ⅱ-1、IL-4、TNF-α、PGE_2 等物质,这些物质进入关节液,并可能通过关节液进行软骨,加速软骨的破坏。骨关节炎后期,滑膜可出现广泛纤维化,增厚成结节样。韧带、关节囊均会发生挛缩,退变肌肉萎缩,纤维化。

三、临床表现

骨关节炎的临床症状主要表现为疼痛、关节僵硬、功能受限和关节畸形。

疼痛是最主要的主诉症状,透明软骨内设有神经纤维,因此,软骨退变本身并不直接引起疼痛,引起疼痛的机制可能有:

1.滑膜增生引起滑液产生增多,导致关节内高压,关节内高压刺激关节囊内痛觉纤维和机构感受器引起疼痛。

2.骨关节炎造成软骨下骨内压增高,刺激骨膜产生疼痛。

3.骨关节炎造成软骨下骨微骨折,引起疼痛。

4.关节畸形、结构改变,肌肉萎缩等原因使肌腱和滑囊的结构和功能发生变化,引起肌腱炎和滑囊炎。

不同机制引起的疼痛特点不同。例如,由机械性原因导致的疼痛和肌腱炎引的疼痛均主要发生在活动关节时,炎症性机制引起的疼痛发生于休息时,骨内压增高引的疼痛的夜间痛为主,这种疼痛表明损害严重,预后不良。

疼痛与关节破坏的严重程度并不完全相关,有时 X 线显示关节严重破坏,但疼痛并不明显。疼痛与 X 线表现相关最密切的是髋关节,其次是膝关节,在手和脊柱两者相关程度最差。

僵硬是另一主诉症状,常发生于长时间固定体位后的初始活动时。骨关节炎病人也可发生晨僵,特别是有焦磷酸盐代谢异常的患者,但一般持续时间短,很少超过 30 分钟,程度也不严重。

骨关节炎患者功能障碍的原因有两个:一是由于疼痛,二是由于活动范围减痛有关的活动障碍在不同的关节往往具有特征性,如髋关节内旋、膝关节过伸、颈椎后伸腰椎前屈等均易引起疼痛,因而也最早发生活动障碍。后期随关节畸形、关节周围组织缩和肌肉萎缩,关节活动范围越来越小,最严重的可固定于某一姿势。

关节表面不平整引起的关节咔嗒音、研磨感,异常骨改建引起的骨端增大、关节畸形关节不稳定均是骨关节炎常见体征。不同程度的滑膜炎症可造成关节肿胀、表皮温度升高,以及关节间隙周围普遍压痛。

四、分类

多种不同的体内和体外因素都可引发骨关节炎,发生于不同关节的骨关节炎,由于其解剖结构、功能特点均有不同,因而其临床表现结果,以及治疗原则也不相同。以往的分类方法将骨关节炎分为原发性(无原因的)和继发性(有明显原因的)两种,但在具体工作时很难把握,因为:①不能找到原因的所谓原发性骨关节,实际是由目前尚不能确定的多种病因引起的疾病群。②很难确定"无明显原因"和"有明显原因"的标准,也很难确定继发于骨关节炎的病损是否是引起骨关节炎的真正原因,因而两组疾病间有明显重叠难以区。

为此,除了从诱因角度,以下的一些特征也被用来作为分类的基础:①累及关节的部位;②累及关节的数量(单关节、少关节、多关节);③是否存在结晶体沉着;④临床是否存在明显炎症;⑤骨反应(萎缩性,增生性)。

据此进行的分类,注重骨关节炎的临床特征,能够区分出一些特殊类型的骨关节炎,但是在各组间仍然没有精确的区分标准,组与组间有重叠。具体分类如下:

1.结节性全身性骨关节炎

这是最容易识别的类型,特征明显:①手指多个指间关节受累;②有 Heberden 结节和 Bouchard 结节;③女性多见;④中年好发;⑤功能预后良好;⑥以后累及膝、髋、脊柱的概率明显增加;⑦有明显的家庭遗传倾向。

2.侵蚀性(炎性)骨关节炎

发病率不高,有如下特征:①手指间关节易受累;②有红肿等炎性表现;③X 线显示软骨下骨侵蚀性表现;④指间关节有明显的强直趋势。

3.大关节骨关节炎

(1)髋关节骨关节炎:髋关节是骨关节炎的好发关节,国外的发病率远高于国内,髋关节骨关节炎还可分成两个不同的类型:

1)上部空洞型:本型多见,典型病例的髋臼顶部局限性软骨缺损,髋臼盂唇骨赘形成,股骨颈内侧骨皮质增厚,软骨下骨硬化,骨囊肿形成。本型的特征为:①男性好发;②多为单侧性;

③进行性发展，股骨头向上外或上内侧移位；④通常继发于髋关节发育不完全、解剖结构异常。

2)中央型：本型特征为：①女性好发；②多为双侧性；③与结节性骨关节炎关系密切；④进行性发展趋势不明显，如出现，股骨头呈轴性向内移位。常见的危险因素包括：以往的髋关节疾病如 Perthe 病、股骨头骨骺滑脱、髋臼发育不良、股骨头无菌性坏死、严重损伤、全身性结节性骨关节炎。

(2)膝关节骨关节炎：膝关节是骨关节炎最常见部位，双侧多见，女性多见。年龄对膝关节骨关节炎发病影响明显，高龄人群中膝关节骨关节炎患者比较很高。内侧胫股关节最易受累，因此，膝内翻畸形的病人较外翻畸形病人明显增多。髌骨关节骨关节炎发生比例几乎与内侧胫股关节相等，而且是发生疼痛最主要的原因。

危险因素为创伤后(如半月板切除后)、肥胖、全身性骨关节炎、女性、股骨远端畸形等。

(3)结晶体骨关节炎：已经发现在骨关节炎滑液中有多种颗粒，其中重要的有二羟基焦磷酸钙和磷灰石，这些物质产生的机制尚不明确。与痛风类似，这些颗粒可以造成关节面损伤，并导致所谓结晶体沉积疾病。二羟焦磷酸钙和磷灰石可以导致滑膜炎，沉积于软骨表面的颗粒，造成软骨明显磨损。但是正常关节也可存在这些颗粒，因此，一些人对此损害机制表示怀疑。影响这些结晶体沉积的因素很多，其中代谢和生理因素最为重要。某些情况下，例如，假性痛风，结晶体可激发炎症.但通常情况下这些颗粒有蛋白质保护膜，因而不会直接与细胞接触，对软骨的机械性磨损作用也不像一般所想像的那么严重。

(4)其他关节的骨关节炎：与指间关节、髋关节或膝关节相比，肘关节、盂肱关节或踝关节骨关节炎相对较少。

肘关节骨关节炎与结节性全身性骨关节炎及焦磷酸沉积性骨关节有关，职业性损伤也是引起肘关节的主要危险因素，掌腕关节骨关节炎也有同样的特点。

脊柱的骨关节炎并不少见，特别是下颈椎和下腰椎更为常见。其他如趾关节、掌腕关节都是骨关节炎的好发部位，且均与结节性全身性骨关节炎有关。

五、诊断

骨关节炎没有严格的诊断标准和特异性试验，其诊断主要依据临床表现和放射学检查。骨关节炎 X 线改变非常普遍，但其中大多并无症状。因此，诊断的关键是确定引起症状的原因是否为骨关节炎，这主要依靠临床检查和临床医生的经验判断决定。

1.实验室检查

实验室检查主要用于排除其他疾病。骨关节炎与关节外疾病无关，通常只有轻、中度滑膜炎，免疫学异常不明显，因而很少出现贫血、血小板增多、血沉升高、C 反应蛋白阳性、自身抗体、免疫复合物阳性等异常。但是焦磷酸钙沉积的假性痛风在急性期可出现血沉增快和 C 反应蛋白阳性。而结节性全身性骨关节炎可有类风湿因子阳性，不能据此将其诊断为类风湿关节炎。

2.影像学检查

影像学检查的目的是协助诊断、估计严重性、描述累及范围。影像学检查包括普通 X 线平片、磁共振、超声和 X 线断层摄影。

3.X 线平片

尽管 X 线平片不能直接显示关节软骨的损害，不能发现软骨的局限性缺损，X 线平片仍是最常用、也是最实用的辅助诊断方法。典型的骨关节炎 X 线平片可以发现关节间隙狭窄、骨赘、软骨下骨硬化等改变,反映了骨关节炎的主要病理改变。这些改变在大多数骨关节炎患者的 X 线片中都会出现,只是其程度存在差异。其他的 X 线表现包括关节内游离体、关节半脱位等,这些表现不会在每个骨关节炎患者的 X 线片中均出现。

膝关节骨关节炎患者建议加摄应力片,应力片可以更精确地显示关节间隙的距离以推测软骨的厚度,同时应力位片可检测软组织的松弛或挛缩程度,精确估测关节畸形情况。

4.超声

相对价廉且无损伤,可用于了解软骨厚度,在检验早期软骨异常方面有一定价值。

5.磁共振

价格较贵,而且普通的磁共振仍难以清楚区分软骨和滑液。

6.生化检测指标

目前仍处于实验阶段。目的是通过检测某种生化指标,了解软骨破坏和再生活动。检测的基础来自两个假设:①软骨破坏后,其基质成分进入滑液、血清和尿液;②定量测定滑液、血清和尿液中该种基质成分,可以反映软骨代谢状况。这些基质成分包括聚合素、修饰素、硫酸角质素、IV型胶原、VI型胶原、C端多肽II型胶原等。

六、治疗

迄今为止,还没有一种治疗方法可以有效地逆转、终止骨关节炎病程,或改变骨关节炎病理变化,从病因和发病机制上治愈关节炎。但即使这样,我们仍有很多简单有效的手段,使大多患者可以获得一定的改善。

骨关节炎治疗原则是:①病人指导;②缓解疼痛;③保持并改善关节和肢体的功能。

1.病人指导

以往常被忽视,但由于骨关节炎是一种长期的慢性疾病,患者平时生活工作中对关节的使用与疾病的发生发展密切关联,因此,病人指导是治疗的重要组成部分。

单纯告诉病人骨关节炎是不可避免的、进行性的、老年性关节磨损性疾病,容易导致患者对疾病产生消极态度。例如,因为害怕磨损而减少一切活动,或为了增加活动度而进行过量的体育锻炼等。

过度和不平衡的负重对骨关节炎的发生发展都有明显的不利影响,肥胖、过度体育锻炼、生活和工作中长时期固定体位的压迫都会加大关节的负担。减肥、使用手杖都可以有效地减轻负荷。避免过度的体育锻炼,特别是避免高负荷情况下的活动,如上、下楼梯,下蹲或负重下蹲等。避免长时间固定体位,避免长时间重复无变化的、机械的活动。对于不平衡的负重,如下肢不等长,可应用矫形鞋、增高鞋跟来解决。

适当的关节活动不仅不会增加磨损,而且还可以通过关节活动,改善关节软骨的营养,舒展挛缩的关节周围软组织。肌肉的等长收缩锻炼可以增强肌力,改善肌肉对关节的控制能力,又不会增加关节的磨损。

2.缓解疼痛

缓解疼痛是治疗骨关节炎最重要也是最核心的问题。缓解疼痛的方法很多,归纳起来有两方面,一是局部治疗,二是全身用药。

局部治疗有局部外用药物、热疗、冷疗、推拿按摩、水疗、局部注射药物、关节腔冲洗、局部神经阻滞等。

骨关节炎局部外用药物主要有中草药和外用消炎镇痛药两种，中草药的作用机制通常是增强局部血液循环，消除肿胀，减轻炎症反应，缓解局部软组织炎症。另一作用机制是通过皮肤刺激，使痛觉弥散，减轻局部疼痛。外用消炎镇痛药是将消炎镇痛药涂敷于局部，通过皮肤局部吸收，减少消炎镇痛药对胃肠道的副作用，但药物局部吸收的能力及效率往往不高。热疗、冷疗、推拿按摩、水疗等的作用机制和局部外用中草药的机理相似，均是试图通过对局部血液循环的刺激来改善症状。这些治疗不能改变骨关节炎的病程，治疗效果因人而异，要特别注意的是，外用药物和推拿按摩时，要保护皮肤，防止破损引起感染。

如果关节周围的肌腱炎或滑囊炎是产生疼痛的主要原因，而且压痛局限，可将局麻和激素类药物进行局部注射，疼痛的缓解即使是暂时的，让病人树立进一步治疗的信心有明显益处。

一些部位例如拇指基底部，单次局部注射就可以获得很好的疗效，缓解的疼痛时间有时相当长。

对于进行关节腔内激素注射有很大争议，一些研究证明，关节腔内注射激素和注射生理盐水的结果无明显差异，而且经常的注射可以导致软骨破坏。但也有实验证实，小剂量的激素注射对焦磷酸盐沉积引起的骨关节炎疗效明显，可以长期有效地控制滑膜炎症，从而缓解症状。

关节腔内注射透明质酸已有很长历史，其治疗的基本原理来自于黏弹补充理论。骨关节炎患者滑液中透明质酸的分子质量及浓度（量）均降低，因而造成滑液的弹性和黏性均低于正常关节滑液，而滑液黏弹性是维持关节内稳定的必要条件。这种内稳定包括三个水平的稳定：一是宏观水平，透明质酸有稳固和保护胶原纤维网状支架系统、细胞和痛觉感受器的作用；其次是局部水平，指关节液的交换、关节液的流动取决于滑液的黏弹性，黏弹性越高，通过组织间隙的液体越少，骨关节炎滑液黏弹性下降，关节液流率是正常关节的 4 倍以上；第三是微观水平，代表细胞和感觉纤维的微环境，黏弹性物质透明质酸可以抑制细胞移行、吞噬及单核细胞释放前列腺素等。

黏弹性物质的补充，特别是高分子质量的透明质酸（＞700000）的局部注射，可以从三个水平提高关节内环境的稳定性，而且还可以抑制关节组织中感觉传入纤维和疼痛受体的兴奋性，抑制由关节活动刺激产生的放电频率及波幅，从而缓解疼痛，改善关节功能，消退炎症。有时关节腔内注射生理盐水同样可以缓解症状，其主要作用机制是关节扩张。在欧洲，对髋关节骨关节炎患者用生理盐水扩张关节，取得了较好的疗效。

关节腔内用生理盐水或其他关节冲洗液灌洗关节也是一种有效的缓解症状的方法，在膝关节尤为常用，关节腔内灌洗的主要目的是消除关节腔内的游离组织碎屑及炎性介质，这些物质的清除可以有效缓解疼痛，疼痛缓解时间通常为几个月。

对于严重的、不能缓解的疼痛，也可考虑进行局部经皮神经电刺激或局部神经阻滞，这种方法在盂肱、髋关节较为有效，盂肱关节骨关节炎可阻滞或刺激冈上神经，而髋关节骨关节炎则阻滞闭孔神经。

解热镇痛药和非甾体类抗炎药，都是常用的缓解骨关节炎患者疼痛的药物。首先必须明确，药物治疗是一种辅助的治疗手段，它不能替代其他的治疗方法，不能消除病因，不能逆转病程。大量的比较研究和我们自己的经验显示,在疗效上非甾体类抗炎药(NSAIDs)并不一定强于解热镇痛药(analgesies)。因此,只要使用恰当,注意副作用,首先可试用简单的解热镇痛药,如果疗效不明显,再按一定的顺序使用各种非甾体类抗炎药。目前还没有令人信服的资料显示哪一种 NSAIDs 在疗效上强于其他各种药物,大多数学者认为,各种不同的 NSAIDs 有其不同的特点,适用于不同的病人个体,作为医生,应帮助病人尽快地发现对其个体敏感的适用药物。各种 NSAIDs 的作用相似,但其副作用的大小相差较大,NSAIDs 的副作用主要为胃肠道反应和肝肾损害,减小副作用的途径,一是改变剂型或加用保护胃肠道的药物,二是选用选择性 COX-2 抑制剂。

必须告知病人,服用药物的目的是减轻疼痛而不是完全消除疼痛,因此只有在症状明显时才可服用。对疗效明显的患者,应建议其尝试停药,以检验是否还需要服药。总之,不宜让病人长期服用 NSAIDs。

骨关节炎治疗最大的进步是手术治疗,尤其是在常见的、导致残疾最严重的髋、膝关节骨关节炎的治疗上,手术治疗取得了相当大的成功。

髋关节骨关节炎的手术治疗方法很多,对于不同年龄和不同程度的病例,有多种不同的手术方法可供选择。对于年轻的、病变程度较轻的病例,主要应选择改善症状、防止病情进一步发展的手术,这类手术包括截骨术、闭孔神经切断术、钻孔减压术、髋关节周围肌肉肌腱松解术、滑膜切除术、滑囊切除术等,其中疗效确切、应用较广泛的是各种类型的截骨术。

截骨术是一种相对较古老的手术,由于人工髋关节置换所取得的巨大成功,使截骨术的应用逐渐减少。但现在人工关节置换面对越来越多翻修术的挑战,截骨术重又受到重视。截骨术可迅速缓解疼痛,而且疗效持久,只要选择病例合适,往往可以取得很好的效果,有效地延迟患者进行人工关节置换的时间,而且其疗效价格比优越。对年龄较小、关节活动范围尚未明显受限(髋关节屈曲大于 70°)、关节存在明显髋内翻或髋外翻畸形或髋臼发育异常的患者,截骨术是有价值的手术。

截骨术包括股骨截骨术和骨盆截骨术,其手术设计思想是改变关节承重部位,使已经磨损、破坏的部位迁移到非承重区,改由原来尚好的软骨部位承重,同时矫正关节畸形,扩大有效承重面积,改善承重力线,减轻肌肉负荷。

对于主要由髋臼发育不良引起的继发性骨关节炎。应选择骨盆截骨术。骨盆截骨术有骨盆内移截骨术和髋臼旋转截骨术两类。骨盆内移截骨术以 Chiari 手术、Colonna-HeyG,oves 手术等为代表,手术将髋关节的髋臼和股骨头整体向内移位,扩大股骨头的骨性覆盖,并可改善髋部肌肉的生物力学环境。

髋臼旋转截骨术则有 Salter 髂骨截骨术、Pemberton 髋臼成形术、Steel 三相髂骨截骨术、Sutherland 和 Greenfield 双髂骨截骨术、Eppright 旋转截骨术等多种术式,根据患者的年龄和手术者的经验,可选择其中的一种或几种手术方法对不同的患者进行治疗。

股骨截骨术可分为外翻截骨、内翻截骨和移位截骨等类型,通常对于有髋内翻畸形的患者应该行外翻截骨,而髋外翻的患者则行内翻截骨。截骨的部位一般在转子间或小转子下,无论内翻截骨或外翻截骨,均可将截骨远端的股骨内移后再行固定,以改善髋关节力线,减轻臀中肌、臀小肌的负荷。

人工关节置换术的进步和成功是提高骨关节炎治疗效果的关键。人工髋关节置换术已是成熟而疗效确切的手术。人工髋关节的种类很多,应该根据骨关节炎的程度和范围,以及病人的年龄和对活动的要求,选择假体的类型和固定方式。髋关节骨关节炎一般同时涉及髋关节的髋臼侧和股骨头侧,因此,需要同时置换髋臼和股骨头,单独置换股骨头疗效往往不满意。对于年龄较轻、病变仅限于软骨和软骨下骨、大部分软骨下骨尚完整的中青年患者,可选择髋关节表面置换。髋关节表面置换的优点是手术切除的骨骼少,髋关节的解剖关系和应力分布均接近正常状态,置入的异物量少,且可为二期补救手术包括再次表面置换、全髋置换、关节固定术等留下余地。做翻修术时,去除置于关节表面的杯状假体,也远较去除全髋假体简便得多。

全髋关节置换按假体的固定方式,可分为骨水泥固定型髋假体和非骨水泥假体,以及混合两种固定方式的混合固定全髋假体。骨水泥能充分充填假体一骨界面的空隙,对提高近、中期假体稳定性有良好作用,但现有骨水泥的疲劳寿命尚不足以保证更长期的稳定,而骨水泥本身的聚合热和单体毒性等会带来一系列的并发症。目前认为,骨水泥型髋假体适用于高龄和有明显骨质疏松的病人。非骨水泥髋假体依靠压配合获得初始的机械固定,然后通过骨组织长入假体多孔表面的孔隙内,形成骨与假体间的交叉嵌合固定,或与骨床形成化学结合,达到生物学固定效果以保证假体的长期稳定性。多孔表面的制造材料可以是金属、陶瓷、有机高分子聚合物,羟基磷灰石等,非骨水泥髋假体适用于年龄较轻,没有明显骨质疏松的病人。混合固定型髋假体是近年来出现的一种新的固定方法,主要是基于大宗病例的长时间随访,总结出髋臼侧假体宜采用生物学固定方法,而股骨侧则采用骨水泥固定。

膝关节是骨关节炎的好发部位,对于不同年龄、不同程度的膝关节骨关节炎,有一系列不同的手术治疗方法可供选择,这些手术包括关节镜手术、截骨术和人工膝关节置换术等。

膝关节镜手术是诊断和治疗膝关节疾病的有效手段。对于膝关节骨关节炎,可以进行关节清除术、关节刨削术、钻孔术和软骨移植术等。关节清理术是清除关节腔内增生的滑膜、软骨碎屑,摘除游离体,同时处理并发的半月板和韧带损伤。关节清理术疗效确切,特别是对早、中期的骨关节炎的疗效更佳。清理软骨碎屑和增生滑膜,对关节腔内进行冲洗,可以清除原有关节液内大量的炎性因子,减轻关节内的炎性反应,缓解疼痛。摘除游离体和处理半月板、韧带损害,更是解除了导致骨关节炎进一步恶化的诱因,根据我们的统计和文献复习,伴有游离体和半月板损伤的骨关节炎患者,在关节清理术后的疗效最好、维持缓解的时间最长,关节刨削术在关节清理术的基础上,对软骨退变部位进行刨削。钻孔术是在关节镜监视下,对软骨缺损部位进行磨削、钻孔,钻孔时必须穿透硬化的软骨下骨,至有明显的出血为止。一方面,钻孔术在软骨缺损区制造新鲜创面,使原先难以修复的软骨缺损处出现纤维软骨修复。有人认为,修复的纤维软骨虽然不及透明软骨耐压抗磨,但总比骨组织直接暴露要好。近年来,有人使用在软骨下骨制造微骨折的技术,也可收到同样效果。有研究表明,在钻孔后,加以关节持续被动活动,修复的纤维软骨中Ⅱ型胶原成分明显增加,软骨耐压抗磨能力也增加。另一方面,钻孔术还能同时减低软骨下骨内的高压,从而减轻疼痛。

膝关节骨关节炎很容易出现膝关节内、外翻畸形,其中内翻更为常见。而膝关节内、外翻畸形又进一步加剧骨关节炎。两者的因果关系目前还不明确,但有一点可以肯定,纠正内、外翻畸形可以有效地缓解疼痛、改善症状、防止骨关节炎进一步发展。胫骨高位截骨术是最常用的矫正膝关节内外翻畸形的手术,适用于病变局限于胫股关节的一侧,而另一侧关节未明显受累的病人。胫骨高位截骨平面多选择在胫骨关节面下 2～3cm,截骨时应注意保护髌韧带止点和后方重要的神经血管。截骨后可用支持钢板、专用骑缝钉、角钢板固定,也可使用 Llizarov 外固定架固定或直接用石膏固定。如果病变与畸形主要在股骨髁侧,单纯矫正胫骨反而会使胫骨平台倾斜,此时应该选择股骨髁上截骨矫形。

截骨术通常可以解除疼痛,力线和畸形的纠正可使症状缓解很长一段时间,有效推迟甚至避免进行人工关节置换。膝关节周围的截骨术一般不会影响以后可能进行的人工关节置换术。因此,至今截骨术仍是治疗膝关节骨关节炎的常用手段之一。但合并髋关节畸形、膝关节不稳的病人不适宜进行截骨术。

人工膝关节置换也已经是一种成熟的治疗膝关节骨关节炎的方法,目前,人工膝关节置换术的效果与人工髋关节置换相似,其长期疗效甚至可能超过人工髋关节。

在人工膝关节置换术的所有适应证中,骨关节炎是首选适应证,与其他适应证相比,其近、远期疗效均为最佳。

大多数膝关节骨关节炎患者应选择非制约型假体,因为骨关节炎很少发生侧副韧带严重损害。对于有严重关节内、外翻畸形,软组织平衡困难,或合并侧副韧带损伤的病例,可选择半限制型假体。

第二节　肩关节周围炎与冻结肩

"肩周炎"表现为肩痛及运动功能障碍的症候群,它并非是单一病因的病变,广义的肩周炎包括了肩峰下滑囊炎、冈上肌腱炎、肩袖破裂、肱二头肌长头腱炎及腱鞘炎、喙突炎、冻结肩、肩锁关节病变等多种疾患。狭义的"肩周炎"在国内习惯用作"冻结肩"或"五十肩"的同义词。20世纪 50 年代以来,"肩周炎"的病因学说越来越受到重视,不少学者还提出了各种与肩周炎有相关性的问题。Reichauer(1949)认为,肩周炎与颈椎病有关。Askey(1941)曾指出冠心病与肩周炎的相关性。Coventry(1953)发现,肩周炎的发病与性格之间存在某种联系。Mckeever (1958)认为"冻结肩"与全身代谢障碍有关。Mcnab(1978)则认为"冻结肩"是一种自身免疫性疾病。国内学者李起鸿等(1982)也报告了冻结肩发病与颈椎病的关系。此外偏瘫、糖尿病病人中"冻结肩"的发生率也较高。

按不同发病部位及病理变化,肩周炎可分成四大类:

1.肩周围滑液囊病变

包括滑囊的渗出性炎症、粘连、闭塞及钙质沉积等病理变化;可累及肩峰下滑囊、三角肌下滑囊、喙突表面的滑囊等。

2.盂肱关节腔病变

"冻结肩"或"继发性粘连性关节挛缩症"早期均可有腔内的纤维素样渗出,晚期出现关节腔粘连,容量缩小。

3.肌腱、腱鞘的退化性病变

肱二头肌长头腱炎及腱鞘炎，冈上肌腱炎（疼痛弧综合征），钙化性肌腱炎，肩袖断裂及部分断裂，撞击综合征（impingement syndrome）等。

4.其他肩周围病变

如喙突炎、肩纤维组织炎、肩胛上神经卡压症、肩锁关节病变等。

临床上最常见的类型是冻结肩、肱二头肌长头腱炎及腱鞘炎、喙突炎、肩袖病变及肩峰下滑囊炎、钙化性肌腱炎或滑囊炎以及肩锁关节病变六种。北京医院骨科统计 743 个肩痛症中，冻结肩占 28.5%，喙突炎占 26.6%，肩袖病变占 19%，分居前三位。

一、冻结肩（五十肩，粘连性关节囊炎）

冻结肩（frozen shoulder）又称疼痛性肩关节挛缩症，是肩关节周围炎各类型中较常见的一种。本病在 50 岁前是高发年龄，又称作"五十肩"，在祖国医学中称为"凝肩"或"漏肩风"。本病为具有自愈倾向的自限性疾病，经过数月乃至数年时间，炎症逐渐消退，症状得到缓解。

（一）病因

MCnab 认为本症与自身免疫反应有关。也有作者认为本症与内分泌失调有关。在颈椎病、糖尿病及偏瘫患者中本病发病率较高。

（二）病理

本病是多部位、多滑囊的病变。病变范围累及肩峰下和三角肌下滑囊、肩胛下肌下滑囊、肱二头肌长头腱滑液鞘以及盂肱关节滑液腔。同时可累及冈上肌、肩胛下肌及肱二头肌长头腱、韧带（喙肱韧带）。早期滑膜水肿、充血、绒毛肥大伴有渗出。后期滑膜腔粘连闭锁，纤维素样物质沉积。

（三）临床表现

本症发病过程分为三个阶段。

1.急性期

又称冻结肩进行期（freezing phase）。起病急骤，疼痛剧烈，肌肉痉挛，关节活动受限。夜间疼痛加重，难以入眠。压痛范围广泛，喙突、喙肱韧带、肩峰下、冈上肌、肱二头肌长头腱、四边孔等部位均可出现压痛。X 线检查一般无异常发现。关节镜观察可见滑膜充血，绒毛肥厚、增殖，充填于关节间隙及肩盂下滑膜皱襞间隙，关节腔狭窄，容量减少。肱二头肌长头腱为血管翳覆盖。急性期可持续 2~3 周。

2.慢性期

又称冻结期（frozen phase）。此时疼痛症状相对减轻，但压痛范围仍较广泛。由急性期肌肉保护性痉挛造成的关节功能受限发展到关节挛缩性功能障碍。关节僵硬，梳头、穿衣、举臂托物、向后腰结带等动作均感困难。肩关节周围软组织呈"冻结"状态，冈上肌、冈下肌及三角肌出现挛缩。X 线片偶可观察到肩峰、大结节骨质稀疏，囊样变。关节造影示，腔内压力增高，容量减小至 5~15ml（正常成人容量 20~30ml），肩胛下肌下滑液囊闭锁不显影，肩盂下滑膜壁间隙消失，肱二头肌长头腱鞘充盈不全或闭锁。关节镜检：盂肱关节纤维化，囊壁增厚，关节腔内粘连，肩盂下滑膜皱襞间隙闭锁，关节容积缩小，腔内可见纤维条索及飘浮碎屑，本期可以持续数月乃至一年以上。

3.功能康复期

盂肱关节腔、肩峰下滑囊、肱二头肌长头腱滑液鞘以及肩胛下肌下滑囊的炎症逐渐吸收，血液供给恢复正常，滑膜逐渐恢复滑液分泌，粘连吸收，关节容积逐渐恢复正常。运动功能逐步恢复到正常或接近正常。肌肉的萎缩需较长时间的锻炼才能恢复正常。

(四)治疗

1.非手术治疗

急性期阶段症状以剧烈疼痛为主。治疗原则为止痛、解除肌肉痉挛。应用三角巾悬吊制动，用镇静、止痛及肌肉松弛性药物。也可以采用利多卡因和皮质激素的混悬液局部注射。注射部位包括各个压痛点及盂肱关节腔内。疼痛十分剧烈还可以做肩胛上神经封闭及星状神经节的阻滞，具有一定效果。

冻结期阶段，剧烈疼痛也减轻，关节挛缩功能加重。治疗原则是在止痛条件下做适当的功能练习，防止关节挛缩加重。在药物止痛、物理治疗及针灸的配合下，做一些温和的被动运动和功能练习以及肩周肌肉的按摩。弯腰，垂臂做前后、左右钟摆式运动有助于达到上述目的。

在疼痛基本缓解之后，着重于关节功能的康复，强化关节功能的主动训练。应以物理治疗和体疗作为康复治疗的重要内容。采用0.5%的普鲁卡因或利多卡因溶液，行肩关节腔内加压注射，理论上液压扩张术能膨胀关节囊，剥离关节腔内的粘连，改善关节功能，但临床效果有限。作者曾对28例冻结肩进行造影剂液压扩张，观察结果显示，未能证实液压扩张能使肩胛下肌下滑囊膨胀，或使肩盂下滑膜皱襞恢复容量。当囊内液压增高时能造成肩胛下肌滑囊破裂或肱二头肌长头腱滑液鞘的破裂，致使造影剂外溢。冻结肩的挛缩期关节囊壁增厚，部分腔隙闭锁，关节腔内粘连的疏密程度不一，液压往往难以达到粘连松解、均衡扩张关节囊的目的。而且冻结肩是肩部的多滑液囊炎，十分重要的肩峰下滑囊和三角肌下滑囊也被累及，上述滑囊在解剖上与盂肱关节腔不相通，液压对上述滑囊不能起到扩张的作用。

手法松解术适用于无痛或疼痛已基本缓解的冻结期肩关节挛缩患者。在全身麻醉下，使肌肉得到充分松解，由助手固定肩关节，术者以手托患臂肘部，前、后、左、右稍做晃动，然后徐徐抬举和后伸患臂，首先于矢状面进行手法松解，松解过程中可闻及粘连撕裂声，然后做外展、内收动作，行冠状面松解，最后做上臂内旋及外旋的轴向松弛，松解完成必须使患侧达到健侧相同的活动范围。松解完毕，穿刺盂肱关节腔，一般可抽取5～10ml血性液，系剥离创面出血。抽除积血，注入皮质激素和透明质酸酶，以防止粘连。

术后宜早期进行康复训练，使活动范围得以保持，并使肌力得到进一步恢复。对已由冻结期进入功能恢复期的患者，及肩关节前举>90°、外展>70°的患者，一般无必要做手法松解术，采用药物或理疗法及功能练习能使关节功能进一步改善和恢复。对高度或有重度骨质疏松患者，手法松解术应列为禁忌。否则易造成医源性损伤及肱骨的外科颈骨折。

手法松解应用力适当，忌用暴力，必须依次按矢状面、冠状面轴向的顺序进行松解。

2.手术治疗

适应证是冻结期患者，伴有重度关节挛缩及功能障碍，经非手术治疗功能无改善，可用手术方法剥离粘连，松解挛缩的关节囊。

(1)入路:一般采用肩前方三角肌、胸大肌间入路。在盂肱关节前上方进入。

（2）方法：以手指钝性剥离三角肌下滑囊及肩峰下滑囊的粘连，切断喙肱韧带及喙肩韧带，探查冈上肌、肩胛下肌及肱二头肌长头腱。术中应在直视下用手法松解挛缩的关节囊，使其活动范围恢复到与健侧相同。

（3）手法松解术及手术松解的术后处理：患臂采用 0°位牵引 3 天。3 天后开始做物理治疗，在三角巾悬吊下行钟摆式运动，之后按肩关节功能康复治疗计划进行增大活动范围及增强肌力的训练。一般在术后 3 个月以内，肩关节活动范围可以恢复到正常或接近正常。

二、喙突炎

喙突是肩部肌腱、韧带的重要附着点。喙突的内侧有胸小肌附着，上方有喙锁韧带、喙肩韧带附着，外侧则有喙肱上韧带附着，喙突尖部有肱二头肌短头腱及喙肱肌肌腱附着。喙突和肌腱之间存在滑液囊组织。

（一）病因

肌腱、韧带、滑液囊的损伤、退化和炎症均可累及其附着的喙突。引起喙突部的疼痛和压痛。近年来，喙突炎（coacoiditis）也被认为是一种终端病（enthesopathy）。喙突炎好发于青壮年，是青壮年肩前痛的一种常见病因。

（二）临床表现

肩前方疼痛，喙突部位局限压痛。上举、外展功能一般不受限，在被动外旋时可能出现疼痛加重现象，当病变累及喙肱韧带时，出现被动外旋受限。

（三）诊断

①肩前方钝痛。②喙突尖局限压痛，被动外旋症状加重。③上举、外展一般不受限制。④喙突部普鲁卡因浸润有明显止痛效果。

冻结肩患者中约 40% 也具有喙突部压痛，但压痛范围广泛，伴有明显的功能障碍，鉴别诊断并不困难。

（四）X 线摄片

对本病诊断无直接帮助。

（五）治疗

局部封闭治疗有明显效果。泼尼松龙 5mg 加 1% 普鲁卡因溶液 2ml，于喙突的痛点注射，每周 1 次，2~3 次为 1 个疗程。一般在 1 个疗程后疼痛均能缓解。在治疗期间应减少患臂的活动。理疗和按摩治疗也有一定效果。本病预后良好，治愈后不留功能障碍。

三、肱二头肌长头腱炎和腱鞘炎

肱二头肌长头腱可分为关节内段、鞘内段及鞘外段三个部分。在肩关节外展、前举运动中，关节内段向鞘内移动，鞘内段则向鞘外移动，肌腱移动的最大距离约为 4cm。

肩下垂位时，肱二头肌长头腱鞘内段和关节内段几乎呈直角。做被动外旋或被动后伸运动，长头肌腱受牵拉而紧张。鞘内段肌腱位于肱骨大、小结节及结节肩沟形成的三角为骨质，前面由坚韧的横韧带覆盖的骨性纤维鞘管中，骨性纤维管限制了长头肌腱的滑动方向及范围。

Hitchcock（1948）依据结间沟在切线位 X 线投照时显示的不同形态，测量了结节间沟的深度（H），以及结节间沟的内壁角，分析了不同形态的结节间沟在人群中的分布。结节间沟过深、过窄或形成骨赘，横韧带变性增厚均可导致骨性纤维鞘管狭窄，造成肱二头肌长头腱的滑动功能障碍。

（一）病因

解剖上的特点及日常生活活动中反复的机械性刺激，使长头腱易发生损伤、退化、肌腱炎及狭窄性腱鞘炎。中年以后长头腱的自身变性、结节间沟骨质增生造成骨性纤维鞘管的狭窄和粗糙，容易使长头腱损伤，甚至部分肌纤维断裂。长头腱的肌腱炎和腱鞘炎往往并存。本病高发年龄是 20～40 岁。

（二）临床表现

本病往往无明显诱因。发病初有肩部重压感、疲劳及不适感，之后出现疼痛，向上臂及前臂放射。夜间或运动后疼痛加重。后期出现运动限制，由外旋受限发展到后伸、内收及上举受限，患肢为减轻疼痛常保持在下垂内旋位。

（三）诊断

1.肩前痛，夜间加重。

2.结节间沟部位压痛。

3.Speed 试验阳性：使患侧肘关节伸直，做对抗性肩前屈运动，若结节间沟部出现疼痛或疼痛程度加重即为阳性。

4.Yergason 试验。屈肘 90°，做抗阻性肱二头肌收缩，若结节间沟部出现疼痛为阳性。如同时做肩关节被动外旋动作，出现疼痛，则为 Yergason 加强试验阳性。

5.与健侧对比，患侧肱二头肌肌力减弱。

6.结节间沟局部浸润麻醉，症状显著减轻。

7.X 线片：偶见结节间沟部钙化影，切线位置片可见结节间沟骨赘形成。

8.肩关节造影：肱二头肌长头腱鞘充盈不全或闭锁。

9.B 超检查：可显示鞘管及肌腱形态。

（四）非手术治疗

急性期患肢宜制动休息，口服非甾体类消炎镇痛药。也可做结节间沟封闭治疗。物理治疗及按摩也能促进炎症消退，缓解症状。急性期疼痛消退后，开始做功能练习。大多数病例经上述治疗可以取得满意结果。需要手术治疗极少。

（五）手术治疗

1.手术治疗适应证

（1）长时间持续性、顽固性疼痛，非手术治疗无效。

（2）肱二头肌长头腱已在结节间沟内粘连、愈合，阻碍肌腱的滑动功能。

（3）骨性纤维鞘管内骨赘形成，造成狭窄。

（4）长头腱变性，部分肌纤维断裂，屈肘活动时可引起疼痛。

2.手术方法

于肱骨头前方显露结节间沟，切开横韧带及盂肱关节囊，从长头腱肩盂上粗隆起点切断，使其远侧端缝合固定于结节间沟内。并在胸大肌上缘做纵向减张性切开，以减少肱二头肌收缩中产生的摩擦和刺激。也可切断肱二头肌长头腱的起点，并将它移植于喙突上，缝合时使长头腱仍能保持适当的张力。

如因肩峰下骨赘形成,由肩峰下撞击综合征引起的肱二头肌长头腱损伤,则应将肩峰部分切除,做肩峰成形术。

3.手术后处理

术后用颈腕吊带固定,疼痛缓解后在颈腕吊带保护下做摆动运动,3周后开始做主动运动。

四、冈上肌腱炎及肩峰下滑囊炎

冈上肌起始于肩胛骨冈上窝,通过肩峰下经肩盂上方及肱骨头上面附着于肱骨大结节近侧。冈上肌是肩袖的重要组成部分,在上臂外展、上举的起动及稳定盂肱关节方面均起重要作用。以肱骨头中心点作为上臂外展运动的旋转轴心,在上臂外展、上举运动中,冈上肌参与与三角肌收缩的协同作用,并使肱骨头固定于肩盂上,保持盂肱关节的稳定性。因冈上肌的力臂较短,在完成上述外展上举运动中必须做巨大的功。又因冈上肌腱收缩过程及因之而发生的上臂的外展、上举运动中,该肌腱在肩峰一喙突形成的肩喙穹下滑动,容易受到肩喙穹的摩擦、挤压以及在大结节和肩喙穹间的撞击和夹挤,因此,冈上肌腱是肩袖肌群中退化发生最早、肌纤维断裂发生率最高的肌肉。冈上肌腱在大结节止点近侧1cm范围是肌腱的乏血管区,血液供应最差,受到应力作用的影响最大,冈上肌腱断裂通常均发生于"危险区域"(critical area)。

冈上肌腱表面与肩峰之间为肩峰下滑囊,二者的病变往往同时并存。多数肩峰下滑囊炎继发于冈上肌腱病变,急性期滑囊肿胀、渗出及滑囊积液,慢性期囊壁增厚,囊腔粘连。本病好发年龄40～50岁。

病因及病理

以损伤和肩峰下结构的退化变性为主要病因。损伤包括冈上肌腱和肩峰下滑囊的急性损伤,及肩峰下撞击或慢性肌腱劳损等慢性损伤。随年龄增长,肌腱本身的退化变性是肩袖病变的内在因素。

五、钙化性冈上肌腱炎及肩峰下滑囊钙盐沉积

20世纪初,随着X线诊断技术的发展,观察发现肩周围软组织内钙盐沉积现象。Bear,Painter(1907)认为,肩痛症的原因与钙盐沉积有关,并首先报道了钙化斑块手术摘除的临床效果。Stieda曾指出,肩关节周围炎系钙盐积聚于肩峰下滑囊内所致。

Wredet和Elmsle(1912)从手术中观察到钙盐主要沉积于冈上肌腱内,滑液囊内较少见。认为冈上肌腱变性引起了钙盐的沉积。

(一)病因与病理

钙盐沉积的确切原因和机制尚不清楚。肌腱退化、坏死,胶原纤维变性、老化以及修复过程中局部出现的酸性环境可能有利于钙离子的析出并促使钙盐沉积于局部。冈上肌腱钙盐沉积是与肌腱损伤、退化并存的一种病理变化。大结节近侧肌腱缺乏血管的危险地区是肌腱变性、损伤的好发部位,也是钙盐沉积的高发区域。开始时钙盐沉积于肌腱内,之后向肌腱表面发展,甚至破入肩峰下滑囊内。

肌腱内钙盐沉积,可以不表现任何临床症状,称为静止期。当钙化灶趋于肌腱表面,直接刺激肩峰下滑囊或向滑囊内突破时,滑囊出现充血、肿胀、渗出等异物刺激反应,临床上表现为急性肩痛症状。肩峰下滑囊的渗出液稀释和淡化钙盐的刺激,随着渗出物的吸收及钙盐的固

体化,渐渐形成钙化斑块。肩峰下滑囊增厚、纤维化,绒毛增殖肥厚,病变进入慢性期阶段。肌腱内大块钙化斑的浸润,可导致肌纤维断裂和肌腱的破裂。

(二)临床表现

1.急性期

肩部疼痛难忍,灼热性疼痛可持续数天,夜间难以入睡。肩痛向肩后、上臂及颈后等部位放射。疼痛常因肩部过度用力或劳累而诱发。疼痛刺激使肌肉痉挛,以致关节活动受限。肩部皮温升高,压痛位于大结节近侧或肩峰下间隙,上举 $80°\sim100°$ 范围疼痛显著加重。肩峰下撞击试验引起剧烈疼痛。部分病例肩峰下滑囊穿刺可吸出乳白色积液,甚至伴有低烧和白细胞增高等表现。

2.慢性期

临床表现类似于肩峰下滑囊炎与冈上肌腱炎。肩前钝痛、乏力及疲劳感。肩峰下间隙压痛,上举及外展运动部分受限,臂坠落试验(arm drop sign)阳性,肩疼痛弧征阳性,以及撞击试验阳性。病期较长者出现冈上肌、三角肌的萎缩。

(三)诊断

1.肩前区及三角肌周围急性疼痛。

2.肩部运动受限,采取上肢内旋、健侧肢体托住患臂的保持性体位。

3.肩撞击试验诱发激烈疼痛。

4.肩峰下间隙穿刺及冲洗可吸出乳白色含钙盐的混悬液。

5.X 线片显示肩峰下或大结节近侧存在异常钙化影。钙化影呈斑点状、片状或椭圆形。若呈现致密、均匀、边缘清晰的钙化化则表示该病变已趋稳定。X 线片发现异常钙化影带常是本病确定诊断的主要依据。

6.急性期病例可伴有低热及白细胞增高等表现。

7.慢性期病例可出现阳性疼痛弧征、撞击征以及臂坠落试验阳性。

(四)治疗

1.非手术治疗

急性期用三角巾悬吊制动,减轻疼痛。局部冷敷也可减少充血,缓解疼痛。1‰利多卡因溶液及皮质激素肩峰下间隙注射对消除急性炎症、缓解症状有较好疗效。在注射前也可先以灭菌生理盐水或林格液做局部冲洗,使钙盐稀释后吸出,一旦钙盐被排出,患者顿觉疼痛明显减轻,患肩的活动功能也有改善。同时配合物理治疗在疼痛缓解后做肩关节功能康复训练,可以缩短疗程,并提高疗效。急性期患者如能得到及时诊断并采取有效的治疗,大部分病人都可获得良好的治疗效果。

2.手术治疗

(1)适应证:症状持续,功能受限,病变已进入慢性期,非手术疗法无效;喙肩穹下存在机械性障碍,有解剖结构的撞击因素须予去除;冈上肌腱大块钙化斑浸润,合并肌纤维断裂。

(2)方法:肩峰前外侧做纵形切口,长 5~6cm。切开皮肤,纵形分裂三角肌纤维,显露肩峰下滑囊,切开滑囊可见乳白色混悬液溢出,搔刮囊壁,反复冲洗囊腔,清除冈上肌腱的坏死组织及钙化斑块,直接缝合修复冈上肌腱。如切除钙化斑块后肌腱缺损较大,宜采用 Mclaughlin

修补法。如第二肩关节存在机械性障碍因素,应同时做肩峰成形术或喙肩韧带切断术。可按原肩峰切口略向上外延伸,切开皮肤与肩峰前外侧缘骨膜,剥离三角肌在肩峰前外缘的附着,显露肩峰、喙突及喙肩韧带,切断该韧带。若肩峰下面有骨赘或增生性病变存在时,由前向后做部分肩峰切除术,范围一般不超过肩峰的1/2。切除肩峰时应切除肩峰下面部分,保留肩峰的上面部分,以利于三角肌重新附着。术中应注意保护冈上肌腱免受损伤。切骨完成后重做上臂的上举及外展动作,观察撞击现象是否已消除。术后处理同肩袖破裂的修复术。

六、肩撞击综合征

参阅本章第三节。

七、肩锁关节病变

肩锁关节是上肢与躯干间的一个重要联结结构,对肩胛骨和上肢的运动起支撑作用。肩锁关节是典型的滑膜关节,肩峰和锁骨外侧端构成相对的关节面。

肩锁关节内层为滑膜层,外层为纤维关节囊,关节囊表现有肩锁韧带,少数肩锁关节之间还有软骨盘存在。肩锁关节纤维关节囊于表面的肩锁韧带并不很坚强,肩锁关节的稳定性主要依靠喙锁韧带以及周围的三角肌、胸大肌起主要作用,尤其以斜方韧带和圆锥韧带所构成的喙锁韧带更为重要。

肩锁关节属微动关节,参与上臂及肩胛骨的上举及外展运动。上臂上举运动中,锁骨随着外展,并同时向后做轴向旋转。由下垂位到最大上举位,锁骨的轴向旋转可达30°～40°。由于肩锁关节是肩关节复合结构中的应力集中点之一,劳损、创伤、退化等因素均可导致肩锁关节病变。

(一)病因及病理

肩锁关节在剪式应力作用下易使关节软骨面损伤,职业性劳损、运动损伤,随年龄增高而出现的退行性变,导致了创伤性退行性骨关节病。韧带损伤或部分断裂使肩锁关节发生不稳定或半脱位,并发展为创伤性关节炎。

病理表现为软骨面磨损、软骨剥脱、软骨下骨软化、关节的边缘形成骨赘、纤维关节囊增厚。锁骨端和肩峰端往往均被累及,尤其锁骨端更为明显。骨赘若往下生长,可导致肩袖出口狭窄,发生肩峰下撞击征。

肩锁关节病变在临床上易被忽视。

(二)临床表现

肩前上方疼痛。臂高举受限或出现疼痛。急性期肩锁关节肿胀,局部压痛。

(三)诊断

1.职业性劳损、累积性损伤或运动损伤史。

2.肩前方或上前方痛。患者一般能正确指出疼痛部位。

3.肩锁关节肿胀及局部压痛。

4.上举超过120°出现肩上方痛(>120°为肩锁关节疼痛弧)。

5.上臂做被动极度内收,诱发疼痛加重。

6.X线诊断　平片展示肩锁关节间隙狭窄,边缘硬化,关节面不规则或骨赘形成,骨端皮质下骨囊变及肩锁关节半脱位等在双侧对比的X线平片上也能显示。

7.肩锁关节造影　一般用于关节囊破裂及软骨损伤的诊断。因关节软骨盘变异较多,临床意义不大。

（四）治疗

1.非手术治疗

(1)减少肩关节运动,减轻患者负荷。急性期宜用三角巾悬吊,制动。

(2)局部封闭治疗。泼尼松龙加普鲁卡因做肩锁关节内注射,每周1次,3次为一疗程。

(3)超声波及微波透热等物理疗法。

2.手术治疗

(1)适应证

1)肩锁关节炎伴顽固性疼痛,非手术治疗无效。

2)肩锁关节不稳定。

3)锁骨端或肩峰形成骨赘,影响上举功能或造成肩峰下撞击征。

(2)方法:锁骨外侧端切除。切除范围1~1.5cm,包括纤维关节囊和损伤的软骨盘。应保留喙锁韧带完整性。若肩峰侧骨赘形成,应同时做肩峰成形术,切除肩峰前外侧部分。

八、肩关节周围炎的鉴别诊断

除了肩周炎本身几种病变引起类似肩周炎的肩痛症状,临床上也常常需要与肩周炎做出鉴别诊断。

1.颈椎病

肩部皮肤的感觉神经来自C_3、C_4神经根,上臂外侧皮神经来自C_5、C_6。而深部感觉,包括关节囊、韧带分布的感觉神经来源于C_5~C_8神经根。因此,颈椎退行性变或间盘突出引起的神经根损害,症状可以累及肩部。颈椎病患者具有肩痛症状不在少数,应当与肩关周围炎进行鉴别。颈椎病多由退化引起,发病年龄在50岁以上多见。主要表现为颈痛、颈部僵硬,伴一侧肩、上肢痛或上臂和前臂的放射痛。神经根型颈椎病还常常伴有手臂或手指麻木和浅感觉减退。病程久者肩、臂、手部肌肉萎缩。

颈椎X线摄片可见椎体边缘及钩锥关节增生,椎间隙狭窄及椎小关节增生、退变。斜位相显示神经根出现出孔狭窄。颈椎的X线检查和仔细的神经系统检查可以与肩周炎做出鉴别。

颈椎病可与肩周炎合并存在。两者并存时症状顽固不易缓解,需对两种疾患同时进行针对性治疗,方可取得较好疗效。

2.胸廓出口综合征

本病好发年龄为10~30岁,女性较多见。主要症状时肩臂痛、手臂发麻、乏力感、患臂持重物或上举时症状加重。

特殊体征:Adson试验及Wright试验:上臂超外展,桡动脉搏动减弱为阳性。3分钟举臂试验阳性。头旋向后方或上肢上举,桡动脉搏动由减弱到消失。

X线摄片有时可发现存在颈肋。

上述症状、特殊体征可用于与肩周炎做出鉴别。

3.肩手综合征

本病是一种反射性交感神经障碍,与 Sudeck 骨萎缩属于同一类病变。一般在损伤后发生。

主要症状是肩、上肢及手部疼痛,运动障碍,伴血管运动障碍。肢体肿胀,皮肤温度升高、充血。手指喜取伸直位,被动屈曲出现明显疼痛。

4.神经性肌营养障碍

以肩为中心,肩周肌肉急性疼痛,随即出现广泛的肩周围肌肉萎缩,累及三角肌、冈上肌、肱二头肌及肱三头肌等。肌肉麻痹,臂上举障碍。发病 1～2 年后自然恢复。

本病类似冻结肩,但肌肉萎缩范围更广泛,疼痛急剧,并出现肌肉麻痹,故可与冻结肩进行鉴别。

5.四边孔综合征

本症由于腋窝后方的直接暴力造成腋神经压迫和损伤所致。临床表现为三角肌和肱二头肌麻痹。详细询问病史,仔细进行物理学检查,一般不难做出诊断。

第三节 肩峰下撞击征与肩袖疾病

一、肩峰下构造的解剖特点

肩峰下结构具有典型滑膜关节的构造:①喙突-喙肩韧带-肩峰,构成穹隆状结构,类似关节的臼窝部分,起关节臼的作用。②肱骨大结节形成杵臼关节的髁状突部分。肩关节前举、后伸及内收、外展运动中,位于喙肩弓下的大结节做矢状面弧形轨迹运动。③肩峰下滑囊位于肩峰和喙肩韧带下方,滑囊下壁紧贴冈上肌腱表面,具有缓冲大结节对肩峰的压力,减少冈上肌腱在肩峰下的摩擦,起了类似关节滑囊的作用。④冈上肌腱在肩峰与大结节之间通过。肱二头肌长头腱位于冈上肌深面,越过肱骨头上方止于盂唇顶部或肩盂上粗隆。肩关节运动时,这两个肌腱在喙肩穹下移动。

DeSez 和 Robinson 等(1947)对肩峰下的特殊构造以及大结节的运动轨迹进行研究,提出了"第二肩关节"的命名。近代欧美文献中又称作"肩峰下关节"。

肩峰前外侧形态异常或骨赘形成、肱骨大结节的骨赘形成、肩锁关节增生肥大等均可能导致肩峰下结构的挤压与撞击。这种撞击大多发生在肩峰前 1/3 部位和肩锁关节下面。反复的撞击促使滑囊、肌腱发生损伤、退变,乃至肌腱断裂。

二、肩峰下撞击征的定义和分类

"肩峰下撞击征"的概念首先由 NeerⅡ于 1972 年提出。他依据撞击征发生的解剖部位分成冈上肌腱出口狭窄引起的"出口撞击征"及"非出口部位的撞击征"两类。解剖部位的分类方法对撞击征的定位诊断有一定帮助,但对撞击征的原因表达不够明确。

1.Neer Ⅱ的分类法

(1)出口部撞击

1)病因:①肩峰前方骨赘形成;②肩峰形成异常,过度向前、下弯曲;③肩锁关节隆突,骨疣形成。

2)病理:冈上肌变性、破裂,肱二头肌长头腱变性,肩峰下滑囊炎。

(2)非出口部撞击征

病因

1)大结节过度突起:①大结节骨折畸形愈合或不愈合;②肱骨头假体置换术假体插入过低,大结节位置相对升高,大结节骨疣形成。

2)向下压迫肱骨头的力量丧失:①肩袖破裂;②肱二头肌长头腱断裂。

3)盂肱关节运动止点丧失:①关节韧带过度松弛,多方向性关节不稳定;②类风湿引起的肱骨头及肩盂破坏。

4)肩胛骨悬吊功能丧失:①翼状肩;②陈旧性肩锁关节分离;③三角肌麻痹。

5)肩峰结构缺陷:①肩峰骨骺未愈合;②肩峰骨折畸形愈合或不愈合;③先天性异常。

6)肩袖或滑囊增厚:①肩袖慢性炎症,大块钙盐沉积;②慢性滑囊炎。

7)长期扶拐:①偏瘫;②截肢术后;③慢性关节炎。

2.作者的分类

作者对撞击综合征的定义是肩峰下关节由于解剖结构原因或动力学原因,在臂的上举、外展运动中,因肩峰下组织发生撞击而产生的临床症状。因此,从病因学角度可把撞击征分成"解剖学"和"动力学"两大类,前者主要指冈上肌出口部因骨或软组织结构异常,造成出口部狭窄而发生的撞击症,又称为"结构性撞击征"。解剖学与动力学的因素可以相互为因果,对撞击征病因与类别进行区分时,应根据病史和物理学检查发现进行具体分析。

(1)解剖学撞击征

1)肩峰结构异常

A.肩峰先天发育异常。

B.肩峰骨骺未闭合。

C.肩峰前方骨赘形成。

D.肩峰形态异常,过度向前,下弯曲呈钩状。肩峰过长,向下方倾斜。

2)肩锁关节异常

A.肩锁关节骨性关节炎,关节隆突肥大。

B.肩锁关节骨疣形成。

3)肱骨大结节异常

A.大结节骨疣形成。

B.大结节过度突起。

C.大结节骨折畸形愈合。

4)肩袖及滑囊病变

A.肩袖慢性炎症增厚及钙盐沉积。

B.慢性滑囊炎,滑囊肿胀增厚。

(2)动力学撞击征

1)向下压迫肱骨头力量丧失

A.肱二头肌长头腱断裂。

B.肩袖广泛撕裂。

2)盂肱关节运动支点丧失

A.关节囊韧带过度松弛,多方向性关节不稳定。

B.类风湿引起肱骨头、肩盂破坏。

3)肩胛骨悬吊机能丧失,肩峰相对降低

A.翼状肩。

B.陈旧性肩锁关节分离。

C.三角肌麻痹。

4)肱骨头被动升高,肩峰下间隙狭窄:长期扶拐行走。

三、肩峰下撞击征的临床表现与分期

撞击征可发生于自 10 岁至老年期的任何年龄。部分患者具有肩部外伤史,相当多的患者与长期过度使用肩关节有关。因肩袖、滑囊受到反复损伤,组织水肿、出血,变性乃至肌腱断裂而引起症状。早期的肩袖出血、水肿与肩袖断裂的临床表现相似,易使诊断发生混淆。应当把撞击征与其他原因引起的肩痛征进行鉴别,并区分出撞击征的哪一期,对本病的诊断和治疗是十分重要的。

1.各期撞击征的共同症状

①肩前方慢性钝痛:在上举或外展活动时症状加重。②疼痛弧征:患臂上举 60°~120°范围出现疼痛或症状加重。疼痛弧征仅在部分患者中存在,而且有时与撞击征并无直接关系。③砾轧音:检查者用手握持肩峰前、后缘,上臂作内旋、外旋运动及前屈、后伸运动可及砾轧声,用听诊器听诊更易闻及。明显的砾轧音多见于撞击征Ⅲ期,尤其是伴有完全性肩袖断裂者。④肌力减弱:肌力明显减弱与广泛性肩袖撕裂的晚期撞击征密切相关。肩袖撕裂早期,肩的外展和外旋力量减弱,有时因疼痛所致。⑤撞击试验:检查者用手向下压迫患侧肩胛骨,并使患臂上举,如因肱骨大结节与肩峰撞击而出现疼痛,即为撞击试验阳性。NeerⅡ认为本试验对鉴别撞击征有很大临床意义。⑥撞击注射试验:以 1%利多卡因溶液 10ml 沿肩峰下注入肩峰下滑囊。若注射前、后均无肩关节运动障碍,注射后肩痛症状得到暂时性完全消失,则撞击征可以确立。如注射后疼痛仅有部分缓解,且仍存在关节功能障碍,则冻结肩的可能性较大。本方法对非撞击征引起的肩痛症可以做出鉴别。

2.撞击征的病理学分期

第一期又称水肿出血期,可发生于任何年龄。凡从事手臂上举过头的劳作,如从事板壁油漆及装饰工作,从事体操、游泳、网球及棒球投手等竞技运动项目,肩关节的过度使用和累积性损伤史,如体躯接触性运动或严重摔伤之后造成的冈上肌腱、肱二头肌长头腱和肩峰下滑囊的水肿与出血。此期虽因疼痛而致肌力减弱,但并无肩袖撕裂的一些典型症状,物理学检查不易发现疼痛弧征、砾轧音及慢性撞击试验等体征。肩峰下注射利多卡因可使疼痛完全缓解。X线检查一般无异常发现,关节造影也不能发现肩袖破裂存在。

第二期为慢性肌腱炎及滑囊纤维变性期,多见于中年患者。肩峰下反复撞击使滑囊纤维化,囊壁增厚,肌腱反复损伤呈慢性肌腱炎,通常是纤维化与水肿并存,增厚的滑囊与肌腱占据

了肩峰下间隙，使冈上肌出口相当狭窄，增加了撞击机会和发生频率，疼痛症状发作可持续数天之久。在疼痛缓解期仍会感到肩部疲劳和不适。物理学检查比较容易发现疼痛弧征，撞击试验阳性。若做肱二头肌长头腱后伸牵拉试验也可出现疼痛。肩峰下利多卡因注射试验可使疼痛得到暂时缓解。

利用 X 线摄片、肩关节造影及关节镜检查等方法，可以把撞击征第 I 期和第 II 期与肩袖钙盐沉积、肩袖破裂以及盂肱关节脱位等病变做出鉴别。

第三期即肌腱断裂期。主要病理变化是冈上肌腱、肱二头肌长头腱在反复损伤、退变的基础上发生肌腱的部分性或完全性断裂。肩袖出口部撞击征并发肩袖断裂的好发年龄在 50 岁以后，NeerII 报告，合并部分性肌腱断裂的平均年龄为 52 岁，合并完全性断裂的平均年龄为 59 岁。肌腱退变程度和修复能力与年龄因素有关。应当指出，并非所有的撞击征都会导致肩袖破裂，也不是所有的肩袖损伤皆因撞击征引起。撞击征造成的肩袖破裂，有外伤史者仅占 1/2 左右，其中仅少数患者有明显或较重的外伤史。大部分病例的致伤力量实际上小于造成肩袖完全断裂所需的外力，说明肌腱本身退变因素的重要性。

合并肩袖破裂的初期，疼痛呈间歇性，疼痛发作与撞击发生的频率密切相关。在劳作之后夜间症状加重，休息后明显减轻。如有慢性肩峰下滑囊炎存在，疼痛呈持续性和顽固性。因肩痛而使患肢无力，外旋肌与外展肌肌力减弱。随病程延长，冈上肌、冈下肌及三角肌相继出现肌肉萎缩、肌力减弱。物理学检查易发现疼痛弧征、砾轧音、撞击试验阳性。此外，臂坠落征（arm drop sign）阳性率也较高。肩袖广泛撕裂者还出现盂肱关节不稳定现象。

关节造影对完全性肩袖破裂仍是最可靠的诊断方法。但造影和超声检查均不能显示或确定破裂口的大小。临床物理学检查如发现冈上肌腱明显萎缩、肌力减弱、落臂征阳性，并有肱二头肌长头腱断裂，X 线片显示肩峰—肱骨头间距明显缩小（0.5cm）。上述征象均提示存在肩袖大型断裂。

对肩袖损伤患者均应仔细检查是否存在肩峰下撞击征因素（解剖学或动力学）。对肩峰下撞击征患者应予排除或确定有否肩袖断裂存在。

肱二头肌长头腱的撞击损伤一般与冈上肌腱损伤伴随发生。肩袖广泛撕裂可促使肱二头肌长头腱损伤迅速恶化。撞击征 II 期可能合并存在肱二头肌长头腱炎，在第 III 期可能发生肌腱部分断裂或完全断裂。结节间沟近侧压痛、Yergason 征阳性、肩后伸牵拉肱二头肌长头腱试验阳性是肱二头肌长头腱病变的表现。做屈肘位肱二头肌抗阻力试验，肌力明显减弱意味着长头肌腱断裂的可能性。肩关节造影和关节镜检查有助于做出明确诊断。

血象和血液化学的检查对撞击征诊断无直接帮助。做血细胞计数、血沉、类风湿因子、血尿酸检测等排除其他关节疾病是必要的。

四、肩峰下撞击征的 X 线表现

X 线片应常规包括上臂中立位、内旋、外旋位的前后位投照以及轴位投照，显示肩峰、肱骨头、肩盂及肩锁关节。X 线片可以识别出肩峰下钙盐沉积、盂肱关节炎、肩锁关节炎、肩峰骨骺发育异常和其他疾患。

冈上肌腱出口部 X 线投照对了解出口部的结构性狭窄、测量肩峰—肱骨头间距是十分重要的。投照方法为，患臂向下牵引，使肩胛冈呈水平状，X 线球管从健侧往患侧向下倾斜 10°，指向患肩肩峰下间隙投照。

X线片对Ⅰ期、Ⅱ期乃至Ⅲ期的撞击征诊断并无特异性。在具有下列X线征象时,对肩峰下撞击征诊断具有参考价值。①大结节骨疣形成,因大结节与肩峰反复冲撞所致,一般发生于冈上肌止点嵴部。②肩峰过低及钩状肩峰。③肩峰下面致密变,不规则或骨赘形成,喙肩韧带受到冲撞,反复受到拉伸而使肩峰前下方形成骨赘。④肩锁关节退变,增生,形成向下突起的骨赘,致使冈上肌出口狭窄。⑤肩峰-肱骨头间距(A-H间距)缩小。正常范围为 $1\sim1.5cm$,$<1cm$ 为狭窄,$<0.5cm$ 提示存在广泛性肩袖撕裂。肱二头肌长头腱完全断裂,失去向下压迫肱骨头的机能,或因其他动力性失衡原因造成A-H间距缩小。⑥前肩峰或肩锁关节下面骨质的侵蚀、吸收:肱骨大结节圆钝化,肱骨头关节面与大结节之间界限消失,肱骨头变形。上述①~④X线表现结合临床肩前痛症状和阳性撞击试验,应考虑撞击征存在。⑤~⑥两种X线征象属于撞击征晚期表现。

除了采用不同位置的静态X线摄片及测量外,还应做X线监视下的动态观察。在出现撞击征的方向,使患臂做重复的前举、外展等运动,观察肱骨大结节与肩峰及喙肩弓的相对解剖关系。动态观察法对于诊断动力性撞击征尤为重要。

撞击征晚期阶段可并发肩袖断裂,造影术目前仍为完全性肩袖断裂的最实用的诊断方法。撞击征进行肩关节造影的指征:①年龄40岁以上,临床表现支持撞击征合并肩袖损伤者,经非手术疗法3个月以上无效。②肩峰下冲撞性损伤伴有突发性外展、外旋肌力丧失者。③慢性肩前痛伴肱二头肌长头腱断裂。④顽固性肩痛,伴盂肱关节失稳。

肩关节造影若发现对比造影剂自盂肱关节溢入肩峰下滑囊或三角肌下滑囊,即可诊断肩袖完全破裂。观察肱二头肌长头腱形态及腱鞘的充盈程度判定长头腱有否断裂。小型的肩袖断裂及不完全性肌腱断裂造影难以显示,肩峰下滑囊造影也有助于对完全性肩袖撕裂做出诊断,但由于肩峰下滑囊形态变异、显影的重叠性,其实用价值受到限制。

超声诊断法属非侵入性检查法,具有可重复性,对肩袖水肿、出血、腱内断裂及完全性断裂均有一定的诊断价值,对于肩袖肌腱内部分肌腱断裂的识别和诊断,超声检查术也许是今后应予重视的一个方向。

关节镜检查术是一种直观的诊断方法,能发现肌腱断裂的范围、大小、形态,对冈上肌腱关节面侧的部分断裂及肱二头肌长头腱病变也有诊断价值,并能从肩峰下滑囊内观察滑囊病变及冈上肌腱滑囊面的断裂。在诊断的同时还能进行治疗,如肩峰下间隙的刨削减压、病灶清除和前肩峰骨赘切除,还能进行前肩峰成形术。关节镜检查是侵入性方法,需在麻醉下进行,还需医生具备一定的经验并有一定的技术设备。

五、肩峰下撞击征治疗

治疗方法的选择取决于撞击征的病因与病期。

撞击征一期采取非手术治疗,早期用三角巾或吊带制动,肩峰下间隙注射皮质激素和利多卡因能取得明显止痛效果。口服非甾体类吲哚美辛剂能促进水肿消退,缓解疼痛,同时可应用物理治疗。一般在治疗两周左右症状基本缓解之后开始做肩的功能练习,向前弯腰,患臂在三角巾悬吊保护下做肩关节前后、左右方向的摆动运动(Codman钟摆运动)。3周之后开始练习抬举上臂,初始阶段应选择非疼痛方向的上举运动,宜在症状完全缓解后6~8周后在从事原劳动或体育运动,过早恢复体力活动与体育运动易使撞击征复发。

在撞击征二期,进入慢性冈上肌腱炎和慢性滑膜炎阶段,仍以非手术治疗为主,以物理治疗与体疗为主,促使关节功能康复。改变劳动姿势和操作习惯,调整工种,避免肩峰下撞击征复发。如病变进入第Ⅱ期后期,纤维滑囊增厚以造成肩袖出口狭窄,使撞击征反复发生,非手术治疗无效,病员丧失劳动能力达半年以上,肩峰下纤维滑囊切除(也可在关节镜下做滑囊刨削切除)和喙肩韧带切断术应予考虑。凡属Ⅱ期撞击征伴有明确的肩峰下结构解剖异常者,均应去除撞击征病因,诸如肩峰成形术、大结节骨疣切除、肩锁关节部分切除、喙肩膀韧带切断术等,消除撞击因素。动力失衡造成的撞击征,应根据病变性质重建动力平衡和关节稳定装置,如肌腱修复术、移植术、盂肱关节成形术及人工关节翻修术等。

三期撞击征均伴有冈上肌腱断裂和肱二头肌肌腱断裂等病理变化,是外科治疗的适应证范围。冈上肌腱断裂一般采用 Mclughlin 修复术,对广泛性肩袖撕裂,可利用肩胛下肌移位或冈上肌推移修补术,重建肩袖的功能。与此同时,应常规做前肩峰成形术,切除肩峰前外侧部分,切断喙肩韧带,使已修复的肌腱避免再受到撞击,术后患肢宜做 0°位(zero 位)牵引或肩人字石膏固定,3 周后去除固定行康复训练。

肩峰下撞击征凡能得到及时诊断,明确病因和病理变化状况,得到正确治疗,一般均能取得较满意的结果。

肩峰下撞击征的Ⅱ期或Ⅲ期病变中的肩袖小型破裂者,对于青年患者或运动员,可以采用关节镜下手术,在镜下做肩峰下间隙减压术,去除病变滑囊组织,肩袖表面清创,以及镜下肩峰部分切除成形,可以取得与切开手术同等的疗效,而且术后功能恢复快,因此,已成为近代关节镜下经典手术之一。

第五章　胸腰椎损伤

第一节　概述

【损伤特点】

脊柱脊髓损伤中,以胸腰段为最多,近年来颈脊髓损伤有增多趋势,日本大谷之统计1970～1980年,颈脊髓损伤占37.1%,胸腰椎损伤占62.9%,1991～1993年,颈脊髓损伤上升至48.2%,胸腰椎脊髓损伤为51.8%。在我国中老年人颈椎无骨折脱位脊髓损伤的发生率在增加,可达颈脊髓损伤的20%～30%。可能原因如汽车安全带可固定胸腰椎,但不能固定颈椎,在交通意外事故中,颈椎脊髓损伤增加,老年人增多,其颈椎退变狭窄,遇有外伤易发生脊髓损伤,在脊髓火器伤中胸椎最长,故其发生率也最高。

原北京军区总医院自1976-2000年治疗观察3组病例,胸腰段脊髓损伤占第1位。1976年收治唐山地震脊髓损伤274例,其中胸腰段脊髓损伤193例,占70.43%,同期至80年代,陆续收治进行康复的唐山地震脊髓伤260例,其中胸腰段损伤105例,占40.38%。自80年代至2000年,原北京军区总医院收治脊髓损伤1023例,其中胸腰段脊髓伤550例,占53.76%。3组共计1557例,胸腰段脊髓损伤898例,占54.46%。胸腰段虽仅T_{11}～L_1脊椎,因其处于胸椎后凸和腰椎前凸的交界处,当肩背承受外伤时,则胸腰段的位置承受应力最大,故骨折脊髓损伤最多,占脊柱脊髓损伤的一半,这反映的是较真实的发生率。颈脊髓损伤占第2位,26.28%,腰椎12.2%,胸椎最少,占6.87%。上述康复组260例中,有颈脊髓损伤90例,占34.6%,这是因为腰椎和胸腰椎损伤者自己行动刺激,而对康复要求不高所致。另外如北京康复研究中心1992年4月～2006年8月收治1264例SCI病人,进行康复。其分为$C_{1～7}$节段452例(41.1%),$T_{1～10}$513例(46.6%),腰骶髓134例(12.1%),颈胸脊髓损伤多,但因更需要康复之故。

对伤员年龄和性别的分析显示,青年人是脊髓损伤高发人群,其中21～30岁发病人数最高,占23.6%。男性致伤人数高于女性,男女比例为2.34∶1。这与青年人和男性从事危险性活动较多有关。

【致伤机制】

有学者分析不同类型交通事故与不同部位脊柱损伤发生概率间的关系,发现机动车内人员的不同位置与不同部位脊柱损伤有较密切的关系。颈椎损伤伤员中驾驶员的构成比低于20%,80%以上为除司机外的乘客;胸腰椎损伤伤员中则51.9%为驾驶员,其他乘客不足50%,构成比的差异非常显著。这种差异可能与交通伤的生物力学损伤机制有关。在本研究涉及的年限中,我国高速公路对于使用座位安全带的管理尚不规范,实际上当时在高速公路行驶的相当多的机动车(货车或客车)根本没有座位安全带。在发生机动车撞击或翻滚时,驾驶员躯干往往被方向盘阻挡、撞击或挤压而多发生胸腹部及胸腰椎外伤。其他乘客则更多是被惯性抛动或翻滚于机动车内外,头部直接撞击,更易发生合并颅脑外伤的颈椎损伤。颈椎损伤常合并颅脑外伤、胸腰椎损伤常合并腹盆部及胸心外伤也与此机制有关。

【应用解剖】

1.胸腰段脊柱

一般指 T_{11}~L_1 脊椎,此段结构有 3 个特点。

(1)其上为较为固定的胸椎,胸腰段成为活动的腰椎和固定的胸椎之间的转换点,躯干活动应力集中于此。

(2)胸椎生理后凸,腰椎生理前凸,胸腰段为此两曲度的衔接点,肩背负重应力易集中于此。

(3)关节突关节面的朝向在胸腰段移行。

Simger 对 161 例胸腰椎损伤,行 214 个 CT 检查,发现小关节的移行集中在 3 个层面,在 $T_{11,12}$ 者占 52%,T_{12}~L_1 者占 24%,其他在 $T_{10,11}$ 或 $L_{1,2}$。有 75% 的胸腰椎损伤发生在 $T_{11,12}$ 与 T_{12}~L_1 之间。实验研究表明,小关节由冠状面转变为矢状面处,易遭受旋转负荷的破坏。胸腰段脊柱在结构上的 3 个特点,构成了胸腰段脊柱损伤发生率高的内在因素。

2.胸腰段脊髓

具有两个特点。

(1)以 T_{12}~L_1 骨折脱位为例,脊髓圆锥终止于 T_{12}~L_1 及 L_1 上 1/3 者,是下神经元损伤,表现为弛缓性瘫痪。如圆锥终止于 $L_{1,2}$ 椎间隙者,在脱位间隙下可有数节脊髓,系上神经元损伤,下肢特别是膝关节以下表现为痉挛性截瘫。同一水平的骨折脱位,由于圆锥的水平不同,而出现不同的截瘫。

(2)由于圆锥多终止于 L_1 椎体中上部,如 T_{10} 脊椎下缘相当于 L_1 脊髓节段,则 T_{11}~L_1 下缘处,就集中了 L_2~S_5 脊髓及其相应的神经根,其中 T_{11} 为 $L_{2~4}$ 节段,T_{12}~L_1 为 L_5~S_5 节段,即胸腰段为脊髓与神经根混在的部位,骨折脱位既损伤了脊髓,又损伤了神经根。脊髓对损伤的抵抗力较低,而神经根则相对抵抗力较强,不存在脊髓损伤进行性病理过程的特点,脊髓损伤未恢复者,其神经根损伤可能恢复,是以胸腰段骨折脱位合并截瘫者,其神经根损伤常有一定的恢复,并且常为腰神经丛恢复。

3.马尾神经

L_2 以下为马尾,了解马尾的结构是修复马尾损伤必备的基础知识。周长满和胥少汀报道了马尾的解剖要点,在后续章节中详细阐述。

【临床表现】

1.胸腰椎损伤、骨折或骨折脱位

表现为伤部疼痛,活动受限,骨折脊椎棘突常有压痛,在明显的压缩骨折或骨折脱位,常见伤椎和上位椎的棘突后凸和压痛,有后方韧带复合体损伤断裂,或有棘突间韧带撕裂脱位者,该棘突间距增宽,严重者棘上韧带同平面的腰背筋膜撕裂,可见皮下淤血,确切的检查诊断,依靠 X 线、三维 CT 重建、MRI 及其抑脂序列等影像学检查。

2.脊髓损伤

(1)胸腰段脊髓损伤主要表现为截瘫。胸腰段脊髓损伤可引起脊髓圆锥损伤和马尾神经损伤造成大小便的功能障碍。同一水平的骨折脱位，由于圆锥的水平不同，而出现不同的截瘫，可表现为痉挛性截瘫或弛缓性截瘫。截瘫平面大多与骨折脱位平面相一致。

(2)截瘫平面与骨折平面的关系：截瘫平面高于骨折脱位平面，通常脊椎骨折或骨折脱位损伤其同平面的脊髓与神经根，截瘫平面与脊椎损伤平面是一致的。虽然在病理学上，损伤节段脊髓内出血可以向上向下累及 1～2 个脊髓节，但因脊髓节段数比同序数脊椎的平面为高，例如对应 T_{12} 脊椎的脊髓节段为 $L_{2\sim4}$，其脊髓内出血，一般不会高于 T_{12} 节段，故截瘫平面与脊椎损伤平面一致。但下列情况截瘫平面可以高于脊椎损伤平面 2 个脊髓节段。

在完全性脊髓损伤中约有 1/3 可出现截瘫平面高于脊椎损伤平面的表现，根据 45 例具备此体征的手术探查中，发现脱位上方脊髓发生缺血性坏死占 33.3%，脊髓横断 29.3%，严重挫裂伤 27.3%，脊髓液化囊肿与硬膜外血肿各 6%，说明脱位上方的脊髓损伤严重，缺血坏死的原因可能系位于胸腰段的根大动脉损伤所致，因其常供应下胸段脊髓。因此，出现截瘫平面高于脊椎损伤平面，表示脊髓遭受严重损伤，恢复的可能性甚小，现在 MRI 检查可证明此种损伤情况。

腰椎侧方脱位，可牵拉损伤神经根。当上位腰椎向右脱位时，则牵拉对侧即左侧的神经根，可以是同平面神经根，亦可为上位椎神经根，则截瘫平面高于脊椎损伤平面，神经根损伤较脊髓损伤恢复之机会为多，如有恢复则此体征消失。

3.脊髓损伤并腰丛神经根损伤

完全截瘫病人的脊髓损伤不易恢复，腰丛神经根损伤，临床表现为髂腰肌、股四头肌、股内收肌的恢复，即屈髋和伸膝功能恢复，有利于病人行走。

【诊断与评估】

胸腰段脊柱脊髓损伤的诊断并不困难，其诊断的重点在于如何根据病人的损伤机制、症状体征、影像学表现，来进行脊柱和脊髓的综合评估，从而指导进一步的治疗。

【治疗原则】

1.早期处理

根据脊髓损伤的病理改变，治疗应是越早越好，伤后 6h 是黄金时间，24h 内为急性期。对于脊髓损伤的大剂量 MP 治疗，便存在明确的时间窗。但手术减压是否也存在类似的时间窗，目前还存在很多的学术争议，目前大多数医院对脊髓损伤病人，在条件允许的情况下尽可能早地进行脊髓彻底减压的手术。

2.早期减压

无论使用非手术方法和手术治疗，都应使脊髓彻底减压并保持脊柱的稳定。骨折块和脱位脊椎压迫脊髓，应尽早整复骨折脱位恢复脊柱的矢状径，则脊髓减压；存在椎体骨折块、椎体后上角或椎间盘突出压迫脊髓者，需行前方减压；脊柱稳定可防止由不稳定引起的脊髓刺激和二次损伤等。

3.脊髓损伤治疗

脊髓的外部压迫的接触给脊髓创造了一个没有压迫的修复环境。但根据急性脊髓损伤的病理生理改变。脊髓损伤的程度受原发损伤的限制,但原发损伤医师无法控制,入院后应采取措施阻断其继发损伤途径,比如说使用激素等抗炎性药物等。脊髓损伤的微环境包括促进因素和抑制因素两类,临床上可使用 GM-1 和神经营养因子等促进神经功能的恢复。虽然细胞移植和基因工程已经进行了脊髓损伤治疗的临床研究,但目前仍存在较多的问题,仍处于研究阶段。

4.功能重建和康复

有些截瘫肢体的功能,如手肌瘫痪、下肢剪刀步畸形等,可以通过矫形手术,重建手的部分功能,恢复手捏握功能,或改善步态,提高其生活自理能力。对于不能恢复的截瘫病人,通过多种锻炼康复措施、职业训练等,使之能乘轮椅活动,参加家庭及社会生活,成为对社会有用之人,此即综合治疗或全面康复的观点。

【并发症防治】

脊髓损伤后并发症较多,包括急性期并发症和慢性期并发症。重点在于并发症的预防。比如说针对脊髓损伤,预防泌尿系及呼吸系统的感染,预防压疮的发生。

第二节 手术治疗要点

根据影像及病理解剖学研究,脊髓神经损伤致伤因素主要来自伤椎骨折片或部分椎间盘突入椎管内所致,而实际在骨折形成时,对脊髓致伤的外力有两种,一是在受伤瞬间,骨折移位对神经组织的撞击,对脊髓及神经根造成的牵拉或挫伤;另一方面是骨折片或椎间盘组织对神经组织的持续压迫。前者是瞬间已形成的,不可逆性的动态损伤,因而外科复位减压对这类损伤并无确切的意义。而后者是持续的压迫,则需要尽早解除。实验研究表明:在骨折形成中脊髓所受的瞬间动态损伤远比静止状态的压迫损伤为大。而临床上影像学检查显示的均为静态下的椎管改变,故它不能完全反映脊髓神经受损的程度。尽管如此,椎管受压,外力在继续作用于脊髓神经,是阻碍神经功能恢复的一个重要因素,必须尽早解除对脊髓的压迫,整合固定重建脊柱的稳定性,为脊髓神经恢复创造条件。

【目的】

一是重建脊柱的稳定性,使病人的早期活动,减少并发症,并为全面康复训练创造条件;二是为脊髓神经恢复创造宽松的内环境。因而外科治疗包括对骨折脱位的整复、矫形、椎管减压或扩容,同时进行必要内固定与适当的植骨融合。

【适应证】

胸腰段脊柱脊髓损伤的治疗存在很大争议,其原因主要是由于目前胸腰段脊柱脊髓损伤的分类方法都是将脊柱和脊髓看作两个独立的系统分开评定,如脊柱损伤的 AO 和 Dennis 分类,脊髓损伤的 ASIA 和 Frankle 分类。而没有将脊柱和脊髓损伤结合起来进行综合评定。其治疗主要是根据脊柱稳定性来选择,稳定的胸腰段脊柱损伤大部分可选择非手术治疗;不稳定的选择手术治疗,以预防神经功能的恶化和继发的症状性脊柱畸形发生。而对脊柱稳定性判断在学术界又存在着很多争议。美国脊柱损伤研究小组制定了一套胸腰段脊柱脊髓损伤程度的评分系统(thoraco lumbar injury classification and severity score,TLICS)。孙天胜等对此分类方法进行了临床应用及初步评估,研究发现 TLICS 分类系统具有较高的可靠性和可重复性,且使用简单,易于掌握。此方法对胸腰椎损伤的评估较全面和准确,可以作为病人临床治疗选择的依据。

【手术入路选择】

手术入路选择取决于骨折的类型、骨折部位、骨折后时间以及术者对入路熟悉程度而定。

1.后路手术

解剖较简单,创伤小,出血少,操作较容易。适用于大多数脊柱骨折,对来自管前方的压迫小于 50% 胸腰椎骨折,如正确使用后路整复器械,可使骨块达到满意的间接复位。椎管后方咬除椎弓根可获得椎管后外侧减压,或行椎体次全切除获得半环状或环状减压。后路手术器械可用于各种类型的胸腰椎骨折脱位。目前常用的整复固定器械:如经椎弓根螺钉固定系统其固定节段短,复位力强,特别是 RF、AF 固定系统可达到三维、6 个自由度的整复与固定。经后路前减压需要一定的经验,因减压存在盲区,不能直视操作。

2.前路手术

以下情况下应考虑前路手术。①脊髓损伤后有前脊髓综合征者;②有骨片游离至椎管前方的严重爆裂骨折;③陈旧性爆裂骨折并不全瘫;④后路手术后,前方致压未解除者;⑤前方致压的迟发性不全瘫病人。近些年来,前方椎体内固定器的发展,促进了前路手术的发展。

3.载荷分享分类法

在前后路选择上胸腰段的争议更为突出。在临床中可以发现一些后路手术病人,取出内固定后出现了椎体塌陷和后凸畸形,引起疼痛和神经功能障碍。McCormack 等提出载荷分享分类法(load sharing classification,LSC),其是基于椎体粉碎程度和后凸的严重程度进行分类并量化,根据评分判断是单纯的后路减压固定还是同时进行前路重建。

第三节 骨折脱位整复

对无手术探查脊髓适应证者,选用闭合复位;对具有手术探查脊髓适应证者,采用手术复位。于此需强调,对于需手术复位者,应在手术台上达到使脊柱过伸,才能使脊椎骨折脱位完全复位,解除对脊髓的压迫;未达到完全复位即行内固定者,往往遗留椎体后缘或后上角对脊髓的压迫;在椎板骨折下陷或椎体骨折块向椎管内移位者,则整复脱位并不一定能使骨折复位,需另行减压。对关节突交锁的复位,应利用骨膜剥离器插入脱位的关节突之间,利用杠杆的原理协助复位。

第四节　脊柱内固定

【应用解剖】

1.基本结构

在椎体的后外侧椎弓根左右各一,在同一水平位上,是脊椎最坚强的部分,它是一个圆柱体,周围是由坚硬的骨皮质构成,中心有少许骨松质,经椎板关节突传达至椎体的力,均通过椎弓根。椎弓根内侧在胸椎为脊髓,相距 0.2~0.3cm,由脊硬膜及脑脊液相隔,在 L_1 以下则为竖行走行的神经根及马尾。神经根与椎弓根很接近,在其内下方,故在椎弓根内下是最危险的部位。而在椎弓根的外上部钻孔则危险较小。在腰椎神经根仅占据椎间孔的前上 1/3,在其前上部。

2.解剖测量

(1)椎弓根的上下径:从 T_1~L_5 椎弓根的上下径,从 0.7cm 逐渐增加到 1.5cm,其水平横径则从 0.7~1.6cm,但 T_5 者最小,仅 0.5cm。Slillant(1976)等对 35 具尸体不同平面腰椎椎弓根的横径和纵径做了解剖研究,椎弓根的纵径大于横径,横径从 T_{12}~L_5 逐渐增宽,平均为 9~15mm;T_{12}~L_5 的纵径约为 15mm。由于椎弓根纵、横径有足够高度和宽度,椎弓根螺钉要求直径 5.0~6.25mm。在不穿出椎弓根的前提下,螺钉直径越大则强度越大,椎弓根骨质对螺钉的握持力也越强。

(2)椎弓根的方向:在 T_1~T_8 向内斜,从 T_{12}~L_2 则几乎是矢状的,其角度≤10°,而 L_5 则为例外,其从后向前、向内的倾斜为 30°。Slillant 以 e 角和 f 角来标指椎弓根的方位。e 角为椎弓根纵轴与脊椎矢状轴所成的夹角。测量结果 Lie 角 5°,L2e 5°~10°L3e 10°,L4e 10°~15°,L5e 15°。f 角为椎弓根纵轴与椎体水平所成的夹角。"+"表示椎弓根纵轴自后上向前下方,反之为"-"。根据 51 具干燥脊椎骨标本的测量结果,f 角在腰椎椎弓根基本为水平位。故螺钉钻入时应向内偏斜 10°~15°,平行于椎体终板。

Krag(1986)对 41 例 T_9~L_5 的 CT 扫描片的椎弓根用西门子的扫描仪(Scanner)进行测量,其中包括 T_9-7 个,T_{10}-9 个,T_{11}-11 个,T_{12}-12 个,L_1-11 个,L_2-7 个,L_3-12 个,L_4-12 个,L_5-10 个,共 91 个脊椎。椎弓根的轴角(即椎弓根的矢状轴线与脊椎的矢状中轴线所成之夹角),T_2 者最小为-0.6,即有很小的前外成角。而最大的是 L_5,为+27.2°,粗略地说椎弓根轴角在下胸椎是 0°~10°,而到腰椎则逐渐增加,其标准差亦不过 3°~5°,椎弓根的直径从 T_9~L_1,几乎是一样的,在每一节,平均为 7mm。从 $L_{1~5}$ 则其直径逐渐增加,各节之间的差异很小,不过 2mm。在 T_{10} 以下,未有<5mm 者,大多数椎弓根直径为 8mm 或更大。

(3)椎弓根延长深度:为椎弓根轴线长度(包括上关节突厚度)加上椎弓根轴线在椎体延长线的长度。临床称为骨螺钉通道深度(screw path length,SPL)。椎弓根螺钉进入脊椎的长度,因螺钉与脊椎矢状轴所成之夹角大小而不同。螺钉从椎弓根以 0°角进入,即与脊椎横轴垂直进入者最短,而有向前、向内成角者则进入较长,即在 0°角进入者,螺钉进入长度差不多等于椎体前后径的 1/3,而倾斜 15°者,则进入需达椎体前后径的 2/3。Krag 和 Kindrirk(1986)的生物力学测试,螺钉进入椎体越深,造成螺钉各方向松动的负荷明显增加,但为避免螺钉穿出椎体前皮质,导致并发症,椎弓根螺钉的长度以 40mm,45mm,50mm 为宜。

3.椎弓根钉入点定位

①Roy-Camille 上下关节突中央的垂直线交点下 1mm 处垂直进入;②Weinstein 法:采用固定椎的上关节突外缘垂直延长线与横突中轴水平线的交点,即预计置入椎的上关节突的颈背部,该处椎板外缘有一典型的骨嵴,定点标志也相当于紧靠骨嵴外上方的凹陷处。Weinstein 法的椎弓根定点标志相当于椎弓根轴线在椎弓后方的投影点,因而此法更为常用。

【生物力学】

1.基本运动组合

正常脊柱有屈伸、侧屈和旋转三个基本运动组合,所以,螺钉经椎弓根进入椎体,椎弓根对螺钉又有坚强的把持作用,也就能控制脊柱的三柱复合结构而提供坚强的内固定。腰椎骨折通常是由屈曲、轴向压缩、旋转和剪力等综合暴力所致,不稳定是多平面的,经椎弓根内固定是当前被多数人所公认的理想内固定,能获得多平面的稳定,达到骨折解剖复位、维持神经减压的目的。

2.脊柱三维空间解剖位置

在脊柱骨折脱位的治疗中,对脊柱三维空间解剖位置的正确复位,不仅有利于重新稳定及平衡脊柱,更重要的是对神经管道的减压,两者之间是密切相关的。理想的复位,应该是使各移位的骨性结构回复到三维空间内原解剖结构的位置,然后加以固定,神经管道才能获得确实及持久的减压。复位标准:①脱位完全复位;②在胸椎及胸腰椎,相邻椎脊柱后凸角不>10°,在腰椎应有生理性前凸;③压缩的椎体应恢复到正常高度的 80% 以上。胸腰椎损伤所用的后路内固定多数设计是以螺钉固定到伤椎的上下位椎体,用螺纹棒或钢板连接上下螺钉即钉棒系统和钉板系统。

3.复位基本作用力

传统观念认为,脊柱骨折脱位复位时,轴向撑开力是矫正脊柱骨折畸形的基本作用力。但人们逐渐认识到,作为矫正脊柱骨折畸形的基本作用力——轴向撑开力,无论是通过哈氏棒的椎板钩等金属钩的作用传导到脊柱的后柱,还是通过椎弓根螺钉的作用传导到脊柱的三柱,虽然后者所产生的轴向撑开力较前者强大,但都未能达到解剖复位,从而未能达到神经管道的真正减压。三维空间内多种过度作用力下产生的形态复杂的骨折,必须具备三维空间内多种矫正力才能使被破坏的结构恢复到原有的状态。Dick 认为后纵韧带的充分伸展,能使椎管内的骨折块复位,从而达到椎管内减压。爆裂骨折模型解剖复位的实验证实,单纯后纵韧带的紧张,仅使椎管内骨折块产生轴向运动,而并未恢复椎管内的有效容积,只有在轴向撑开力的基础上多种矫正力的作用下,使脊柱恢复到三维空间内原有的解剖形态及生理弯曲,才能使前纵韧带、纤维环、后纵韧带等结构充分伸展,真正牵动位于椎管内的骨折块而使之复位,从而达到解剖复位和有效减压。椎弓根螺钉及基于这一技术的各种内固定器,具备了三维空间多种矫正力,使过去认为十分复杂的脊柱骨折的解剖复位成为可能。各种深入的实验研究已经证实,通过后柱经椎弓根进入前方椎体的螺钉,贯通了脊柱的三柱,由于它对脊柱功能单位施加的力,可以产生三维空间内 6 个自由度的力和力矩,具备了三维空间内解剖复位的可能性。对压缩及爆裂骨折,沿着脊柱生理弯曲均匀的轴向撑开力,可使前纵韧带、纤维环、后纵韧带等骨的连接结构在原有的解剖形态上充分伸展,从而牵动创伤后移位的骨块,使之复位,使椎管内的神经得到减压。对骨折脱位,通过椎弓根螺钉控制的损伤平面上下的脊椎,可产生在矢状面上的旋转,最后在生理弯曲轴线上的撑开或加压,可使不同形态的骨折脱位复位。对屈曲牵张型骨折(Chance 骨折),可产生前柱撑开、后柱加压的矫正力,正好对抗前柱由于屈曲而后柱由于牵张暴力所形成的损伤。根据椎弓根螺钉的生物力学特征,对不同类型的骨折脱位,采用正确的复位技术,对以往认为难以复位的骨折,大多均可做到解剖复位。

4.椎弓根钉复位技术

AO 根据椎体骨折脱位的类型应用椎弓根钉技术进行复位,椎体前方骨折而后壁完整(A1、A2 型)复位时将椎弓根螺钉的尾端相互靠拢,直到获得所需的后突矫正。固定卡的定位螺母须保持松弛状态,以便固定卡在复位操作过程中能自由滑动。此时的旋转中心位于椎体后壁。通过前凸的产生,椎体前方被牵开,椎间盘间隙的高度沿韧带拉紧趋向(前纵韧带及椎间盘纤维环被拉紧)而恢复。椎体前方骨折伴后壁骨折(A3)时的复位将椎弓根螺钉的后侧开口固定卡进行加压以矫正后凸畸形的过程中,理论上存在椎体后壁骨折块移入椎管的危险性。所以应避免对后壁加压以使其得到保护。用撑开方法来重建椎体高度。后方结构骨折或牵张断裂(B 型),内植物的作用为纯粹的张力带,复位主要依靠固定卡的自由滑动,无须进行撑开而是进行轻度的加压。前后结构完全断裂并伴旋转(C 型),内固定的作用为一中和装置,复位技术与 B 型相似。

5.复位维持

Dick 认为 Harrington 器械与椎体不直接连接,而与椎板呈点的接触,固定器本身无稳定性,内固定作用依赖于软组织的完整性,故而达不到三维固定(three dimensional fixation)。椎弓根螺钉内固定器本身是个稳定系统,在具有固定作用的同时不依赖于软组织的稳定性。Magerl 和 Dick 均主张螺钉钻入时向中线有倾斜 15°的钻入角,可增加骨—螺钉接触面。同时,两侧螺钉在固定的脊椎内有一个三角形的稳定角,而产生斜钉效应。

【常用固定技术】

腰椎损伤所用的后路内固定多数设计是以螺钉固定到伤椎的上下位椎体,用螺纹棒或钢板连接上下螺钉即钉棒系统和钉板系统。随着材料学、生物力学的发展,国内外已出现了大量的脊柱后路内固定器,下面结合具体术式,只选择有代表性的做一下介绍。

1.椎弓根螺钉内固定术

通过椎弓根螺钉来固定脊椎,是近年来脊椎固定方法的一个明显进展。虽然早在 1959 年 Boucher 首先描述用长螺丝通过椎板、椎弓根至椎体中以固定 $L_{4,5}$,以至 S_1 进行融合,获得成功。但用于治疗胸椎及腰椎的骨折脱位,则是近些年的发展。这种内固定方法,既应用于脊柱损伤,也应用于脊柱外科的其他疾患。

本术式主要选用 Tenor 系统。其固定方法是将复位螺钉直接置入骨折椎骨的上、下各一椎骨的椎弓根内。用已与棒连接好的夹头套入的复位螺钉。将螺母旋入复位螺钉的螺纹部分直至接触到夹头,但不要将锁紧口加长杆套在螺母上,使加长杆与夹头接触。用撑开器的特有槽爪钩住加长杆的底部,将加压器卡在加长杆的顶部上。用 T 形扳手将两边对称地适度撑开,通过棘爪机构保持撑开状态。通过转动带有滚花的转轮缩减加长杆顶端间的距离来恢复脊柱前凸。注意:加长杆顶端加压目的在于恢复脊柱前凸而不是减压获得预期的矫形效果(通过 X 线观察)后,进一步拧紧加长杆顶端的六角头,以确保矫形的维持。移去 Tenor Trauma 器械。套入对抗扭矩扳手,用螺母套扳拧断并移走螺母的折断部分。用复位螺钉折断器折断复位螺钉的螺杆部分。用横向连接杆组成创伤内固定器的框架,能增强结构的抗扭强度。任何内固定结构,在胸腰段和腰段都必须进行充分植骨。

2.胸腰椎前路内固定术

前路内固定技术可分为 3 类:①压缩型固定器,主要用于矫正脊柱侧弯,对脊柱侧弯做长段固定,使凸侧加压矫正畸形。以 Dwyer 和 Zielke 系统为代表;②支撑型固定器,主要用于脊柱局部破坏性病灶如骨折和肿瘤等,实行短节段固定,并施以支撑作用以恢复损害节段椎的高度;③替代型固定器,即各种人工椎体。在腰椎骨折者主要使用支撑型固定器。胸腰椎损伤所用的前路内固定多数设计是以螺钉固定到伤椎的上下位椎体,用螺纹棒或钢板连接上下螺钉。随着材料学、生物力学的发展,国内外已出现了大量的腰椎前路内固定器,这里只选择有代表性的做一下介绍。

(1)Z-plate 系统:对于胸段和胸腰段创伤的前路手术,通过术前 CT/MRI 检查,一般都选用左侧入路,但对于主动脉偏右的特殊病例,则应选用右侧入路。切口位置视病变段而定。对于胸段,损伤节段的上两节肋骨需切除。对于胸腰的过渡节段,从第 11 肋床入路。胸腰段损伤需从膈外周入路。中下部腰椎损伤从腹膜后入路。可通过拉伸手术台便于手术入路。对于胸段的暴露,需切除盖住椎间盘的肋头部分,确保椎体侧部完全暴露。在胸段上部还可能需切除横突。对于腰椎,向后牵开腰大肌,扎起手术节段的血管。将椎体侧部暴露至骨膜下。暴露出手术节段脊椎后,切除骨折的椎体及上下椎间盘。

第 1 步:测量椎体横径。使用深度计测量被切除椎体的上、下横径,由此确定螺栓/螺钉的长度。

第 2 步:置入第 1 颗螺栓。第 1 颗螺栓应置于下椎体的后缘,平行于椎体的边缘放置螺栓定位套。使用开路器打孔,决定螺栓置入位置时应小心,在胸腰段一般为椎体后上/下 8mm,在腰段椎体后、上/下 4~5mm。Z-plate Ⅱ胸腰段系统和 Z-plate Ⅱ胸段系统的螺栓、螺钉都应达到椎体的对面皮质。使用螺栓起子和快速连接手柄,按与下终板平行并且偏离椎管向前侧倾斜不超过 10°的方向置入第 1 颗螺栓,下旋直到螺栓起子的底部与椎体表面平齐。

第 3 步:置入第 2 颗螺栓。用螺栓定位套定位,用前路开路器打孔准备第 2 颗螺栓的置入点,第 2 颗螺栓应置于上椎体的后缘位置。为使对上椎间盘的损伤降至最低,在确定该螺栓的置入位置时一定要小心。使用螺栓起子和快速连接手柄,按与上终板平行并偏离椎管向前侧倾斜不超过 10°的方向置入第 2 颗螺栓。注意:置入螺栓时,螺栓起子的底部应与椎体表面平齐以获得恰当的螺栓置入深度,从而保证钢板与螺栓头之间毫无障碍地完全贴合。若螺栓置入过深,钢板与螺栓的球状头面之间的贴合将会受阻。

第 4 步:手术复位。如需要,可通过对后柱提供压力和使用标准椎体撑开钳撑住椎体终板来实现复位。最后使用撑开钳顶住螺栓上的螺杆撑开减压.完成后取下标准椎体撑开钳。

第 5 步:植骨块。使用卡尺测量所切除的椎体以确定所需植骨块的长度。修整椎体终板以便植骨和采集植骨块。置入植骨后取出撑开钳。注意在植骨过程中撑开钳应保持撑开状态,并且不能挡住植骨空间,以保证植骨块与上下椎体的终板完全接触。

第6步:确定钢板的长度,置入钢板。使用模板来确定所需钢板的长度。模板既可用来测量两螺栓之间的距离,也可用来测量钢板的规格大小。注意当使用 Z-plate Ⅱ 胸段钢板时,钢板上的预弯必须与胸椎的生理弯曲相对应。如果手术入路是右侧路,则钢板带槽一端应向下,以保证钢板上的预弯与胸椎的生理弯曲相吻合。在先前已置入的螺栓上置入大小合适的钢板。如果左侧入路,将钢板的槽向上。为尽量避免侵入上椎间盘和达至最大加压,尽量选用短钢板。确保螺栓顶部穿过钢板槽里的滑块,需小心预备钢板的置入面,可用高速骨钻或咬骨钳修整椎体终板侧向的突出。

第7步:预紧螺母。用垫圈持取器持取多用/槽用垫圈,套入螺栓顶部安装在钢板上,并与钢板上的槽对齐,然后旋上螺母。用螺母套扳先预紧上下椎体上螺栓的螺母,应注意,此时手紧即可。先不完全拧紧该螺母,不取出螺母套扳。

第8步:加压,最终锁紧螺母。将压紧钳的弯足钩住仍留在上椎体的螺母套扳,确保压紧钳的尖足顶住钢板的槽边,用压紧钳将植骨压紧。仍保留压紧钳,用配有 7/16″(11.1mm)套扳头的扭矩套扳将螺母锁紧,需用 80～100 磅/英寸(9.04～11.3N-m)的力矩将两螺母最终锁紧,最终锁紧过程须使用对抗扳手(也可选用推棒器来取代对抗扳手)。

第9步:在前侧插入螺钉。用螺钉定位套和开路器预备上下螺钉的置入位置。螺钉须穿过螺孔,螺钉的方向与侧向中轴线成 0°～10°。用装上快速连接手柄的螺钉起子将螺钉插入先前预备好的置入位置(注意:若要抵达对面皮质,螺钉需比已置入的螺栓长 5mm)。螺钉头应贴紧在垫圈的环内。如需取出螺钉,用骨凿插在环的间隙内使环轻微撑开。

第10步:折断螺栓露出部分。将自断螺栓扳手套入螺栓后部,顺时针旋转直至扭断为止,取出并扔掉折断部分。扭断过程需在钢板上使用对抗扳手。

手术应注意 L₄ 爆裂性骨折或椎体切除时,牵涉到 L₅ 的内固定入路是困难的而通常不是都可能的。需扎起髂骨血管和拉开腰大肌,还需在髂骨上开口。如果髂骨血管正好位于钢板的位置,就不能应用 Z-plate Ⅱ 系统。严重后凸畸形的病人,需要先行复位,在这种情况下,为使后凸畸形得以复位,在前侧也放置螺栓并在用手推病人背的时候施行撑开,在螺栓上置入钢板并槽向下。

(2)AO前路胸腰椎带锁钛板(ATLP):手术前的计划方案在手术准备中有重要作用。钛金属 ATLP 系统 X 线模板可供用于辅助选择适当的钛板大小。从何侧入路进行手术则依据血管解剖和脊椎病理情况而定。

如果已切除了椎间盘或椎体,椎体间撑开器可用于恢复正常的矢状序列。通过用三面骨皮质植骨块或人工椎体可维持高度。将带螺纹钻头导向器放在钛板的中央孔。这个钻头导向器被装在带螺纹钻头导向器接合器上直到夹持钛板的作用。钛板放在椎体侧前方靠后 1/3 的位置。注意确保所有螺钉都位于椎体内。在大多数病例,手术过程中整个椎间盘已被切除或部分/全部椎体切除术已经施行,故椎体后缘的皮质能够看到。如存在疑问,应摄侧位像以保证螺钉的合适位置,避免螺钉进入椎管。

用带有控制挡的 2.5mm 三刃钻头与 2.5mm 长 DCP 钻头导向器通过 DCP 孔钻第 1 个临

时孔,须将 DCP 钻头导向器套筒上的箭头指向植骨部位,以产生加压作用。2.5mm 钻头在30mm 深时自动停止,这个长度与临时固定钉相同。用带有夹持套筒的长柄小六角改锥将一4mm 钛金属松质螺钉拧入,但不要完全拧紧。以同样方式拧入第 2 枚临时螺钉。交替拧紧这两枚螺钉,使植骨块在最终完成钛板固定之前先被加压。用带螺纹的钻头导向器安放器从中央孔上取下带螺纹钻头导向器并将其安装于后侧孔中的一个。在另一后侧孔上安装第 2 个带螺纹导向器,同样用带螺纹钻头导向器安放器来安装。

上述钻头导向器可保证钻头垂直于钛板进入。

用 5.0mm 可弯曲型带控深挡的钻头通过预先装好的带螺纹钻头导向器钻后侧孔。鉴于并无必要穿透对侧骨皮质,钻头在 30mm 处带有自动控深挡以防止钻孔过深。如果骨质稀疏,则可能有必要使螺钉穿透对侧骨皮质,在这种情况下,可通过将 AO 测深标尺的末端紧靠在对侧骨皮质上进行测量来确定螺钉的长度。用带螺纹钻头导向器安放器取下带螺纹钻头导向器。用长柄大六角改锥及挟持筒将适宜长度的 7.5mm 钛金属前路脊椎带锁螺钉拧入。必须将螺钉完全拧进钛板,以保证螺钉的锁定作用,应特别注意牵开周围的软组织,以便使螺钉被拧人钛板时其垂直位置不变。

起临时固定作用的 4.0mm 钛金属骨松质螺钉此时必须取出,植骨区的加压可由永久性 7.5mm 带锁螺钉来维持,不及时去除临时螺钉将妨碍前侧带锁螺钉的拧入。用带螺纹钻头导向器安放器将螺纹钻头导向器拧入前侧孔。用带控深挡的 5.0mm 可弯型钻头通过预选装好的带螺纹钻头导向钻头导向器安放器取下带螺纹钻头导向器。用长柄大六角改锥及挟持套筒拧入 7.5mm 带锁螺钉。特别应注意将周围软组织适当牵开,以便使螺钉拧人钢板时的垂直位置不受影响。再次强调,必须将螺钉完全拧进钢板以保证螺钉的锁定作用。

第五节　脊髓的探查与减压手术

【适应证】

对于外伤性截瘫,是否需对脊髓进行手术治疗。手术适应证的掌握各家不尽相同,凡影像学检查对脊髓有压迫者,减压是治疗中的最重要措施。根据脊椎脊髓损伤的病理,需对脊髓进行减压或处理的选择如下。

1.椎管内有骨折块压迫脊髓

如椎板骨折下陷压迫脊髓者,需行椎板切除减压;椎体骨折自前方压迫脊髓者,行侧前方减压。

2.完全截瘫

(1)估计脊髓并未横断,而为完全性脊髓损伤者,或者严重不全截瘫,拟对脊髓进行探查治疗者。

(2)腰椎严重骨折脱位,完全截瘫,估计马尾横断,拟手术缝合修复者。

3.不完全截瘫

伴有严重神经根疼痛,表示神经根被压者,或者神经症状进行性加重者。不完全截瘫,已行复位,但截瘫无恢复者,应进一步检查并手术探查。

【手术时机】总的说手术应当愈早愈好,但亦应根据不同情况,对伴有重要脏器损伤的病人,应首先救治危及生命的损伤,在此基础上尽早治疗脊髓损伤。

1.对于非横断的完全性脊髓损伤,手术应当愈早愈好,在伤后 6h 内为黄金时期,病人入院迅速检查确定,并在全身条件允许下,即行手术。

2.对于马尾断裂伤,于伤后 24~48h 手术。

3.对于不完全截瘫,具有以上手术适应证者也应尽快手术。

【术式选择】

1.胸椎骨折脱位

除椎板骨折下陷压迫脊髓,应做椎板减压外,胸椎压缩骨折对脊髓的压迫,主要来自脊髓前方,骨折椎体后上角向椎管内的突出压迫脊髓;胸椎骨折脱位程度多较轻,其对脊髓的压迫,系由于骨折椎体的后上角及向前脱位椎体的椎板,虽然脊髓前后均受压迫,但仍以前压迫为主。整复脱位,则后方椎板即不再压迫,但前方压缩骨折的椎体后上角,多不能整复而继续压迫。这就是对此类损伤如仅做椎板切除,不能完全解除压迫的原因,对此,应行侧前方减压术。

胸椎管侧前方减压的入路有 3 种选择:①伤椎处肋横突切除,前外侧减压;②肋切除,剖胸或剖胸胸膜外、侧前方减压术;③一侧椎板关节突内半切除,经椎弓根行侧前方减压术。对于急性截瘫病人。前二者须在全麻下手术,进路显露创伤较大,出血较多,对于一个急性截瘫病人,手术负担较大;后者可在局麻下施行,手术创伤及出血均少,未损伤的神经根及脊髓有感觉存在,在术中可避免新的损伤,但去除椎体后缘不如前二者易于操作。

2.胸腰段骨折脱位

此段脊柱正常曲线为后弓,椎体损伤多为压缩骨折,椎体后上角向椎管内突出,从前方压迫脊髓是主要病理改变。骨折脱位压迫与胸椎者相同。胸腰椎可发生爆裂骨折,椎体骨折块向后移位,亦从前方压迫脊髓。故脊髓减压除椎板骨折下陷压迫脊髓,单纯椎板切除可解除压迫外,大多亦应行椎管侧前方减压术。入路有 3 种选择:①经一侧椎弓根行侧前方减压;②侧前方入路或 Larson 入路椎管侧前方减压术;③侧前方入路椎管侧前方减压术和脊柱前路内固定术。

3.腰椎骨折脱位

腰椎椎管较大,其中为马尾,有较多的操作空间,不像在胸椎或胸腰段,牵拉脊髓进行操作,可加重脊髓损伤。故多选用后入路,关节突脱位亦以后入路整复为方便,硬膜前方的骨块,可牵开马尾(硬膜)进行去除。疑有马尾断裂损伤者,应切除椎板,探查修复。

【减压方法】

1.椎板切除减压术

病人俯卧,切口局麻,后中线切口,显露拟切除椎板的棘突,分离两侧骶棘肌等,显露椎板及关节突。

(1)椎板骨折下陷的切除操作:自骨折椎板的下位椎板开始,用咬骨钳自椎板下缘向上咬除,显露硬膜向上至骨折下陷处,先插入剥离子,将下陷骨折块托起后,再咬除,如此可避免增加对脊髓的损伤。

（2）脱位椎板的切除操作：脱位椎体前移，其椎板下缘清楚，但多压迫脊髓，如直接插入咬骨钳，有压伤脊髓的可能，故应先整复脱位，于未完全整复前，咬除椎板，再完全复位。

（3）椎板切除的长度主要根据压迫长度及拟显露脊髓的长度而定。仅一节椎板骨折或移位压迫者，仅切除该椎板，再将其上下方椎板各切除相对的下缘或上缘，使总共切除范围约相当于两个椎板，则显露损伤段脊髓已够；除椎板骨折下陷，为防直接切除该骨折块时损伤脊髓才切除下位椎板外，一般不需全切除下位椎板。而上位椎板则不然，脱位上方的脊髓损伤多较重，为显露损伤的脊髓，常需部分或全部切除上位椎板。椎板切除的宽度应限于关节突内侧，切除完毕后，骨创面以骨蜡止血。缝合切口，硬膜外置负压引流，缝合棘韧带、皮下及皮肤。负压引流于 48h 后拔除。

2.侧前入路椎管前方减压术

适用于胸椎或胸腰段损伤，从椎管前方压迫脊髓者。

（1）病人侧卧，根据前方致压物偏左或右侧而选择进入侧别。显露方法同脊柱结核肋横突切除术，显露损伤椎的椎弓根、其上下椎间孔及椎体后部，分离椎弓根上下方软组织，上位椎间孔的神经根有时需向上牵开，咬除椎弓根，显露脊硬膜侧方，在硬膜前可看到向后移位压迫脊髓的椎体及其上位椎间盘。

（2）去除椎体后缘的方法：在椎体后缘或骨折块后缘前 1cm 处，以气动钻钻入椎体，并逐渐向上向下向后扩大，只留下椎体后缘一薄层骨皮质，深度需超过中线至对侧脊硬膜边缘，向上至椎间盘，向下至后突压迫脊髓的骨突下缘处，向前不再扩大，剩下的椎体后缘，可在剥离子保护脊髓下，以金刚砂钻头磨去，或用血管钳夹住后缘皮质，向椎体腔中折断去除。

（3）如无气动钻，可用环锯锯除椎体后缘，在后缘皮质前 2mm 处下锯，深度超过中线至对侧，自椎体上缘向下逐步钻除，用刮匙向上向下扩大，并向后刮除直至剩下薄层骨皮质，以血管钳夹除。后突的椎间盘刮除及切除，直至硬膜前的压迫完全除去为止。对新鲜骨折或骨折脱位，可同时行椎体间植骨融合，在椎间盘上方，将上位椎体的软骨板刮除或切除，取切下的肋骨或自髂骨取骨块，植于切除椎体的腔隙中至上位椎体下缘。

3.后正中入路经椎弓根前方减压术

胸腰椎爆裂骨折或压缩骨折椎体后上角突入椎管压迫脊髓者，常选用此方法行椎管前减压，且多在局部麻醉下施行。

（1）局部麻醉，以 0.25％利多卡因＋肾上腺素适量，先做切口皮内浸润；然后于椎旁直刺至椎板，每侧每椎板注药 10～15ml，上下各 2 个椎板，不但无痛，还可减少出血，一次注药足量，3～4 个椎板，则需麻药 200ml，至术终无痛。

（2）显露正中切口，劈开棘上韧带，分离椎板两侧至关节突外缘处，自动钩牵开，两端以纱布填塞。

（3）椎板切除，一般单侧切除骨折椎的椎板和上位黄韧带至上位椎板下缘，侧别选择，可根据临床症状较重的一侧，如两侧相等，参考影像学，骨折块向后压脊髓较重的一侧，如两侧相等，选择左侧，因术者一般在左侧，观察硬脊膜情况，并以小剥离子探查硬膜前受压情况及范围，骨折椎上位椎间盘有无突出（或术前 MRI 显示），有突出者，需切除部分上位椎板下缘。

（4）前减压，咬除或凿除骨折椎椎弓根以上的上下关节突内侧部分，椎弓根内半，向上至椎间盘，椎体后上角突出和上位椎间盘压力至椎体爆裂骨折者，压迫范围自椎体后上缘至椎弓根平面为主，其下大多已无压迫。对新鲜爆裂骨折，主要以塌陷法将骨折压回椎体内，小碎片或不能压回的大骨折，可以取出，使脊髓前减压，椎间盘突出，以髓核钳咬除。对椎体后上角突入椎管，需沿椎弓根向上于椎体后缘开槽至上位椎间盘，伸入弯刮匙，刮除脊髓前椎体后部骨松质。向对侧深入 1.5～2cm，刮薄椎体后缘骨质后，以骨刀自椎弓根处向对侧横断椎体后缘，椎体上缘需刮透至椎间盘，最后以直角器将此范围的椎体后缘塌陷，向对侧的宽度，应达硬膜囊宽度的一半或更多，如少于一半，则需于对侧行同样减压，或者从术侧刮至对侧。对侧仅凿断椎板后缘即可。塌陷减压后，小弯离子探查脊髓前，减压彻底而终，此步减压是最重要的步骤，需细心做好，塌陷前，为减少椎体刮除面渗血，可先置吸收性明胶海绵于骨洞中，塌陷后可止血。

（5）对侧植骨：在胸腰段和腰椎，骨折椎和其上位椎之间应行植骨融合，将该侧椎和小关节处刮出粗糙面和去除小关节面，将切的骨质植于该处，骨量不够，可取髂骨长条碎骨，固定已于前述。

（6）术后检查，术后应行骨折椎和上位椎间盘的 CT 检查，观察减压范围是否达脊髓前椎管的 1/2 以上。

第六节 植骨融合术

脊柱植骨术，又名脊柱融合术，是以病损脊椎为中心，使损伤节段发生骨性连接，融合成一片，形成一个力学上的整体，从而达到重建脊柱稳定性和保护脊髓神经的目的。即使使用了内固定器，为维持长期的复位及稳定性，植骨是必要的，因为内固定器的主要作用是获得即刻稳定性和短期内维持复位，如固定节段内的骨性结构未达到融合，则反复活动将使内固定松动或取出将使复位丢失，继发脊柱不稳。

（一）融合范围

胸腰段和腰椎的骨折和骨折脱位的融合范围，因损伤情况不同而异，对骨折脱位应融合脱位间隙，对压缩骨折，于复位后融合骨折椎与其上位椎，对爆裂骨折，视其上位或下位椎间盘破坏而定，融合骨折椎与椎间盘损伤的邻位椎，如 DenisB 型的爆裂骨折，由于损伤发生在骨折椎体的上位椎间盘，因此只融合上位椎间盘这一个节段，而固定范围则包括骨折椎体的上下两个节段，称为长固定短融合方法（rod-long，fuse-short meth-od），术后一年须取出内固定物。在植骨愈合后，融合节段成为一个力学整体，病变区域不受运动影响。活动发生在融合节段两端，此处椎间盘，小关节和韧带均应是正常结构。对上胸椎损伤截瘫，两侧躯干肌麻痹，为维持脊柱姿势，有主张长段脊柱融合者，但融合区过长，有以下不利之处：①增加不必要的手术创伤；②增加融合失败和假关节发生率；③减少了脊柱活动节段；④与融合区相邻的上下活动节段因退变而疼痛的可能性增加，融合节段过长者，上下位的活动节段将发生应力集中和代偿性活动度增加，更易发生椎间盘和小关节的退变。融合节段过短，可使得病变区域暴露在应力之下而发生疼痛或畸形逐渐加重，导致手术失败。

(二)融合方式

脊柱融合手术一般分为后外侧融合、椎体间融合和 360°融合。植骨位置越接近脊柱的运动中心，或接近重力传导线，则融合效果越好。一般以相邻的两个脊椎和其间的椎间盘及小关节为一个运动节，脊柱各运动节的运动中心大多位于椎间盘内髓核处。在脊柱发生运动时，接近运动中心的质点位移很小；远离运动中心的质点则需作较大范围的位移。植骨区受运动影响越小则越有利于骨愈合，因此椎体间植骨效果最好。在良好的站立姿势时，从侧面观，身体重力线经过耳垂、肩中点、股骨大粗隆、膝外侧中点及外踝。由于身体重力线通过脊柱的前方，需要骶棘肌和臀肌收缩来对抗重力，维持站立姿势，从而使重力在脊柱的传导主要经过椎体和椎间盘。因此，椎体间植骨是处于重力传导线上的。

植骨融合手术后，经过复杂的骨性愈合过程，植骨片和受骨区连接区连接形成一整片融合骨块。根据 Wolff 定律，新生骨块的内部结构将按照所受应力而重塑。若融合区处在压应力下，则融合骨块将变得更加坚固；若融合区受到张应力则难于愈合，或将发生融合骨块的逐渐变形而致畸形复发。若融合骨块位于重力线的后方，则融合骨块将受到张应力，把脊柱比作一条弯曲的棒状物，当棒受到垂直压力时，棒横截面凹侧的 60% 受到压应力，而凸侧 40% 受到张应力，同样原理，椎体间植骨是处在压应力之下，而椎板后植骨是处在张应力之下；在脊柱后凸畸形者，脊柱所受的屈曲力矩加大，椎板后融合骨块受到更大的张应力，致后路融合较易失败。因此，对于后凸畸形大于 50° 或不可能矫正到 50° 以下的患者，前路椎体间植骨远优于后路融合；前后路两期手术更能保证融合成功。

(三)基本方法

1.植骨床的准备

(1)去除软组织：彻底清除受骨区表面附着的一切软组织，包括肌肉、韧带、骨膜、关节囊及软骨面等，以免软组织嵌夹在骨和植骨块之间而妨碍骨性愈合。

(2)去骨皮质：以骨刀、骨圆凿或咬骨钳等，除去受骨区表层的骨皮质，作成整片的成鳞片状的骨松质裸露区，以利新骨生长。

2.大量植骨

在预定融合区内移植骨块，使发生骨性融合。植骨块的选择应注意如下事项。

(1)自体骨或异体骨：新鲜的自体植骨块比库存的异体骨更容易发生融合。一般认为采用库存骨移植后，假关节发生率较自体骨增加 2~3 倍。异体骨移植主要适用于自体骨的切取有困难或植骨量不足时，如应用于儿童或在脊柱长段融合时作为自体骨的补充材料。

(2)骨皮质或骨松质：骨松质较骨皮质能更迅速地与受骨区融合，除非需要植骨块具有一定的强度，一般最好选用骨松质，切取自体骨松质的最佳部位是髂嵴，在髂后上棘处可以挖取大量骨松质，在髂嵴前或中 1/3 处可以切取三面是骨皮质而内含大量骨松质的移植骨块。骨皮质可以取自体胫骨片或腓骨段。肋骨兼有骨松质与骨皮质，但强度较弱。

(3)块状植骨或碎片植骨：块状骨可按手术要求修剪成一定形状，从而起到支撑负载，桥接骨质缺损区，维持骨骼形态，覆盖硬脊膜裸区和保护脊髓神经等作用。而将移植骨剪成碎片或火柴棍样，使生骨面大大增加，毛细血管易于长人，能较早地发生骨性融合。

（四）常用的植骨融合术

1.脊柱后外侧融合术

Develand，Bosworth 和 Thompson（1948）描述一种脊柱融合术，把骨移植物放在后方一侧的椎板、小关节的外侧缘和横突的基底，手术可以在一侧或双侧进行。根据融合部的稳定状态，融合可以包括一个或多个小关节。切除关节囊后暴露小关节。用骨刀切除小关节的关节软骨，并修整该部位，使植骨块能紧贴小关节、关节突峡部和横突基底部。用峨眉凿或骨刀将小关节凿成碎块，并从小关节、骶骨上部和横突凿起小碎骨片向上下翻转。取大块髂骨修整成长条状，使之适应已准备的植骨床，放置植骨块后再用取自髂骨的骨松质条或小碎骨片填充在植骨块四周。融合范围包括椎板、小关节和横突。手术中应注意勿折断横突，以避免损伤神经根。

2.后路椎间植骨融合术

早在 20 世纪 40 年代，Ralph Cloward 就提出了"后路腰椎椎间融合"的概念。因其能在减压的基础上同时完成椎体间植骨，就生物力学角度而言颇具合理性，是一种较为理想的手术融合方法。

后正中入路经椎弓根前方减压术完成后，须切除损伤节段的椎间盘及上位椎体下终板，取自体髂骨并修剪成块状，植入椎体间行椎体间植骨融合。

第七节　脊髓冷疗与脊髓切开

脊髓损伤后脊髓水肿、出血等改变，减压除去了外部压迫，但对脊髓损伤本身的病理改变还需进一步处理。在急性期，即伤后当日至第 2 天是脊髓肿胀出血继续加重的时间，对脊髓的处理更为重要。脊髓切开可直接减轻水肿及出血的进展。

（一）脊髓冷疗

对脊髓损伤，局部低温治疗是一种很有效的治疗方法，有助于减轻脊髓水肿及出血。

1.低温液体灌注时间

由于冷疗的作用系减少脊髓急性创伤性水肿，减少或延缓脊髓伤后出血坏死等病理改变的进行。故持续时间，一般不应短于 3h，因停止冷疗后，损伤组织还可有反应性肿胀及原病理改变继续进行，如冷疗时间太短，将不能延缓病理改变的进行。根据完全性脊髓损伤后脊髓中央出血等病理改变，在伤后 6h 即可达到高峰。24～48h 后，中央坏死以至全脊髓坏死多已形成，故冷疗应持续 6h 或更久为适当。超过 24h，过久的连续冷疗，从病理组织学观点看，似也不能再提高治疗效果。

2.低温液体灌注

（1）硬膜外与硬膜相结合低温灌注：Bricolo 及 White 均主张硬膜外与硬膜下相结合的冷治疗，椎板切除显露硬膜后，观察如局部脊髓肿胀，估计硬膜下腔已消失者，可先行硬膜外低温灌注 0.5～1h，待脊髓肿胀有所减轻之后，再切开硬膜，切开时应从触之有硬膜下腔处开始，以免在脊髓肿胀严重，硬膜下腔消失处切开时，有损伤脊髓的危险；也可防止当脊髓内压较大，硬膜切口较小时,发生脊髓组织从硬膜裂孔中疝出,加重脊髓损伤的可能。

(2)切开硬膜后,两端硬膜下腔用棉花填塞,放置两根塑料管,用1~3℃盐水进行连续灌注治疗:速度为500~1000ml/h,连续3h。此种方法延长手术时间,冷疗持续时间也受到一定限制。由于脊髓肿胀者硬膜切开后,一般不再缝合,故可将两根塑料管分别经过两侧背肌引至皮肤外,除硬膜外,分层严密缝合切口。而回病房持续冷疗,则可延长达6~8h。

(3)Bricolo局部低温灌注:如脊髓肿胀,则先用50C盐水于硬膜外灌注30min,切开硬膜探查脊髓,同样灌注10~20min,待脊髓肿胀消退,则将硬膜缝合,于硬膜外放置塑料管,缝合切口,继续冷疗可达24h以上。灌注液的成分及温度,在6~12h之内用50%乙醇和蒸馏水,维持5℃,其后可维持15℃。

(4)切开硬膜,如脊髓肿胀,两端均无脑脊液流出,亦可暂不用棉花填塞两端,而行冷疗,待脊髓肿胀有所消退,则两端可流出脑脊液并出现波动,这也是说明脊髓肿胀消退的征象,此时再堵塞两端,以免冷液体向两端溢出。

3.冷疗反应

硬膜外冷疗者无不良反应,硬膜下冷疗,对于体温、脉搏、心电图等多无影Ⅱ向。有1例不全瘫曾引起截瘫平面下肌肉颤动,停止冷疗后消失,此例术后很快恢复。另1例引起全身肌肉颤动,持续4日后停止。

(二)脊髓切开

1.切开指征

(1)临床神经学为完全性截瘫。

(2)X线片及临床体征,估计非横断性损伤,MRI脊髓出血水肿。

(3)手术探查见硬膜完整,切开硬膜时、蛛网膜下腔因脊髓肿胀而消失,脊髓表面血管存在,其实质较正常为硬,张力增加者,可以做脊髓切开。在伤后数天致数周者,脊髓内可有囊肿形成,此种情况亦应做脊髓切开。

2.切开时机

根据实验研究观察,脊髓切开之时机愈早愈好,只有在伤后十数小时之内做脊髓切开,才有恢复脊髓功能的希望。临床上脊髓损伤的程度虽然与实验研究者不同,个例之间也可有较大差异,但完全性截瘫病例,临床上脊髓神经功能恢复者仅极少数,且恢复之程度甚差,说明此种损伤程度的脊髓组织,大部分在早期发生坏死退变。脊髓切开治疗也是愈早愈好,即在脊髓伤后早期肿胀之时,予以切开。至形成脊髓内囊肿时,表明脊髓中央已坏死液化,形成囊腔,此时切开,对脊髓功能恢复,可能已为时太晚。孙德霖等在85例外伤性截瘫病人中,观察到7例在伤后1~3个月间形成脊髓囊肿,对9例在损伤24h之后做了脊髓切开,但未见到明显效果,说明脊髓切开法应早期在伤后24h之内施行。

3.切开方法

临床所见脊髓损伤的部位,最多为胸腰段骨折脱位损伤腰骶脊髓膨大部,其次为下颈段骨折脱位损伤颈膨大部。故脊髓切开术在胸腰段及下颈段施行之机会较多。操作方法及步骤如下。

(1)手术最好在局部麻醉下施行,后正中切口显露硬脊膜。

（2）正中纵行切开损伤段硬脊膜，长度以头尾两端各超过脊髓肿胀部位，蛛网膜下腔有脑脊液流出为宜。以脑棉覆盖脊髓两侧及两端。

（3）在手术显微镜下，用新保险刀片，避开脊髓表面中间纵行血管，在后正中沟处，先切开脊髓软膜，如脊髓实质向外膨出，则即纵行切开脊髓，长度略超过肿胀区，深度约达中央管附近，可见有损伤之脊髓组织或血样组织溢出。

（4）以林格液或生理盐水，轻轻冲洗脊髓切开处。

（5）由于脊髓肿胀，硬膜切口多不能缝合，可用椎旁肌膜或蛋白膜贴覆于硬膜切开处，周边可与硬膜固定数针。

（6）在手术显微镜下，如能完全沿脊髓后正中沟切开，则很少损伤脊髓白质及灰质。

（三）硬脊膜及软膜切开

脊髓损伤后迅速肿胀，由于受硬脊膜的约束，使蛛网膜下腔闭塞消失，临床上腰椎穿刺奎克试验，表现为脑脊液梗阻不通，脊髓内压力亦随之增高。将硬膜做纵行切开，使肿胀的脊髓不再受约束，可减低脊髓内压，而利于其血供改善。软膜对肿胀之脊髓亦有一定约束力，限制其肿胀。对肿胀严重的脊髓，需切开软膜，才能减压。与脊髓切开相比，硬膜切开减压之效果，可能不如脊髓切开，但其优点是不会增加脊髓的损伤，在不切开脊软膜者，也不会使脊髓内组织暴露于周围组织之中，受到肉芽组织的侵袭。硬膜切开的范围，应略长于脊髓肿胀的范围，两端均有脑脊液流出为宜，切口太短，有使脊髓膨出成疝的危险，可能加重脊髓损伤。硬膜切开的适应证、时机及操作同"脊髓切开"。

急性期过后，3d 至 8 周脊髓损伤处水肿的消退是很慢的，伤后 24～48h 是水肿的严重时期，此后水肿减消退，水肿有轻重不同，4～8 周才能完全消退，临床为完全截瘫或 ASIA A 及 ASIA B MRI 脊髓水肿，而临床无恢复现象者，可晚期行脊髓切开或硬膜切开，此时硬膜外或硬膜下可能有粘连，可于术中一并解除。术中先分离硬膜外粘连，然后切开硬膜并分离粘连，如观察脊髓有水肿，则行脊髓切开，如无水肿可不切开。Wise Young 等一组 30 例 ASIA A 或 ASIA B，于伤后 3～80d 内行脊髓硬膜或脊髓切开，观察有一半以上病例运动功能得到改善。

参 考 文 献

[1]王亦璁.骨与关节损伤[M].第 3 版,北京:人民卫生出版社,2010:620-629.

[2]胥少汀,葛宝丰,徐印坎.实用骨科学[M].第 3 版.北京:人民卫生出版社,2011:443-445.

[3]James H B.现代骨科学[M].戴勉戎,译.北京:科学技术文献出版社,2009:272-282.

[4]荣国威,王承武.骨折[M].北京:人民卫生出版社,2014:442-532.

[5]S Terry Canal.坎贝尔骨科手术学[M].卢世璧,王继芳,译.第 9 版.济南:山东科学技术出版社,2001.

[6]张韧,刘军,万利军,等.动力髋与全髋关节置换术治疗老年性股骨颈骨折疗效比较[J].中国骨与关节损伤杂志,2003,18:48.

[7]张德文,李明,覃佳强,等.儿童股骨颈骨折的治疗[J].创伤外科杂志,2003,5(3):174-176.

[8]吉士俊,潘少川,王继孟.小儿骨科学[M].济南:山东科学技术出版社,2011:549.

[9]付玉庆.儿童股骨颈骨折治疗方法分析[J].临床小儿外科杂志,2013,2(2):84-86.

[10]陆国强.折断式加压螺钉治疗老年股骨颈骨折[J].实用骨科杂志,2004,10(3):265-266.

[11]卓大宏.骨科康复学的内涵和发展趋势.中华创伤骨科杂志,2003,5(3):242-244.

[12]陆廷仁.骨科康复进展.实用医院临床杂志,2007,4(4):6-9.

[13]周谋望.骨科康复的科学性与规范化.中国康复医学杂志,2005,20(10):723.

[14]白跃宏.骨科临床与康复医学.中国矫形外科杂志,2010,13(11):871-873.

[15]刘克敏,唐涛,王安庆.骨关节功能康复的现状与展望.中国矫形外科杂志,2009,17(11):865-868.